Marco Sifringer

Hyperoxie- und Trauma-induzierte Schädigungen im unreifen Gehirn

Marco Sifringer

Hyperoxie- und Trauma-induzierte Schädigungen im unreifen Gehirn

Molekulare Mechanismen von Hyperoxie- und Trauma-induzierten Schädigungen im sich entwickelnden Gehirn

Südwestdeutscher Verlag für Hochschulschriften

Impressum / Imprint

Bibliografische Information der Deutschen Nationalbibliothek: Die Deutsche Nationalbibliothek verzeichnet diese Publikation in der Deutschen Nationalbibliografie; detaillierte bibliografische Daten sind im Internet über http://dnb.d-nb.de abrufbar.

Alle in diesem Buch genannten Marken und Produktnamen unterliegen warenzeichen-, marken- oder patentrechtlichem Schutz bzw. sind Warenzeichen oder eingetragene Warenzeichen der jeweiligen Inhaber. Die Wiedergabe von Marken, Produktnamen, Gebrauchsnamen, Handelsnamen, Warenbezeichnungen u.s.w. in diesem Werk berechtigt auch ohne besondere Kennzeichnung nicht zu der Annahme, dass solche Namen im Sinne der Warenzeichen- und Markenschutzgesetzgebung als frei zu betrachten wären und daher von jedermann benutzt werden dürften.

Bibliographic information published by the Deutsche Nationalbibliothek: The Deutsche Nationalbibliothek lists this publication in the Deutsche Nationalbibliografie; detailed bibliographic data are available in the Internet at http://dnb.d-nb.de.

Any brand names and product names mentioned in this book are subject to trademark, brand or patent protection and are trademarks or registered trademarks of their respective holders. The use of brand names, product names, common names, trade names, product descriptions etc. even without a particular marking in this works is in no way to be construed to mean that such names may be regarded as unrestricted in respect of trademark and brand protection legislation and could thus be used by anyone.

Coverbild / Cover image: www.ingimage.com

Verlag / Publisher:
Südwestdeutscher Verlag für Hochschulschriften
ist ein Imprint der / is a trademark of
AV Akademikerverlag GmbH & Co. KG
Heinrich-Böcking-Str. 6-8, 66121 Saarbrücken, Deutschland / Germany
Email: info@svh-verlag.de

Herstellung: siehe letzte Seite /
Printed at: see last page
ISBN: 978-3-8381-1595-5

Zugl. / Approved by: Berlin, Medizinische Fakultät Charité - Universitätsmedizin Berlin, Dissertation, 2009

Copyright © 2012 AV Akademikerverlag GmbH & Co. KG
Alle Rechte vorbehalten. / All rights reserved. Saarbrücken 2012

Inhaltsverzeichnis	Seite
Abstract	2
1. Einleitung und Zielstellung	3
2. Methodik	5
3. Ergebnisse	7
4. Diskussion	25
5. Abschlussbetrachtung	30
6. Referenzen	31
7. Anhang	37
Ausgewählte Publikationen	37
Liste eigener Publikationen	39
Danksagung	44

Abstract

Im Rahmen der vorliegenden Arbeit wurden neurodegenerative Schädigungen von Hyperoxie bzw. Schädelhirntrauma auf das sich entwickelnde Gehirn von Maus und Ratte histologisch nachgewiesen, wobei sich Neurodegenerationen in verschiedenen Hirnregionen zeigten. Es kam jeweils zu einer Aktivierung von neuroinflammatorischen Prozessen mit einem Anstieg von Caspase-1 und den von Caspase-1 aktivierten proinflammatorischen Zytokinen Interleukin-1β (IL-1β) und Interleukin-18 (IL-18). Die intraperitoneale (i.p.) Gabe von rekombinantem Interleukin-18-Bindungsprotein (IL-18BP) führte zu einer Reduzierung des apoptotischen Zelltodes in beiden Schädigungsmodellen. Zudem waren *IL-1 receptor-associated kinase-4* (IRAK-4)- defiziente Mäuse weitgehend geschützt gegen den Hyperoxie-induzierten Zelltod und IL-18-defiziente Mäuse gegen den Zelltod nach Schädelhirntrauma.

Nach Schädelhirntrauma wurden zusätzlich die beiden Matrixmetalloproteinasen (MMPs) MMP-2 und -9 auf Gen- und Proteinebene hochreguliert und deren Inhibitoren *tissue inhibitors of metalloproteinases* (TIMPs) TIMP-1 und TIMP-2 in der Expression reduziert. Die i.p. Applikation des MMP-Inhibitors GM6001 2 Stunden nach Schädelhirntrauma führte zu einer Verringerung der apoptotischen Neurodegeneration und stellt somit eine mögliche therapeutische Anwendung nach Schädelhirntrauma dar.

Im Hyperoxiemodell führte die gleichzeitige i.p. Applikation von rekombinantem Erythropoietin (rEPO) zu einer Abnahme des apoptotischen Zelltodes und des oxidativen Stresses nach Hyperoxie. Der Hyperoxie-induzierte Aktivitätsanstieg von Caspase-2, -3 und -8 wurde durch rEPO-Gabe reduziert. Außerdem wurde der durch Hyperoxie verminderte Gehalt des neurotrophen Faktors *brain-derived neurotrophic factor* (BDNF) sowie der phosphorylierten, aktiven Formen der Kinasen Akt (Proteinkinase B) und ERK1/2 durch Gabe von rEPO wieder erhöht, so dass die neuroprotektive Eigenschaft von rEPO im Modell der Sauerstofftoxizität und daran beteiligte Mechanismen nachgewiesen werden konnten.

1. Einleitung und Zielstellung

Sinkende Mortalitätsraten von Frühgeborenen gehen mit hohen Morbiditätsraten einher, was den Anlass für eine intensivierte Forschung ergibt [1-3]. Nach der Geburt sind Frühgeborene zu früh der normalen Atmosphäre ausgesetzt und kommen dadurch in Kontakt mit einem für ihr Reifealter unphysiologisch hohen Sauerstoffpartialdruck, wobei dieser Effekt im Rahmen einer maschinellen Beatmung noch verstärkt werden kann [4-5]. In experimentellen Studien wurden nach Hyperoxie neuronale Degenerationen nachgewiesen, die vornehmlich apoptotischer Natur sind [6-9]. Aufgrund der erhaltenen Erkenntnisse wird Sauerstoff inzwischen als therapeutisches Mittel in der Neonatolgie zurückhaltender eingesetzt und kritisch überdacht [10-11].

Die traumatische Hirnschädigung trägt in Industrieländern entscheidend zur gesellschaftlichen Morbidität und Mortalität bei [12-16]. Am häufigsten betroffen sind Kinder im Alter von bis zu 6 Jahren, wobei Kinder unter 4 Jahren die schlechteste neurologische Prognose aufweisen [17-21].

Klinische und experimentelle Untersuchungen zeigen, dass inflammatorische Mediatoren, wie die proinflammatorischen Zytokine, eine wichtige Funktion in der Pathophysiologie von neurodegenerativen Erkrankungen übernehmen [22-25]. Erhöhte IL-1β- und IL-18-Gehalte wurden in Mikrogliazellen von Rattengehirnen nach Einfluss von perinataler Hypoxie/ Ischämie nachgewiesen und eine erhöhte

Expression und verstärkende Wirkung von IL-1β auf den neuronalen Zelltod wurde zudem bei ischämischen und traumatischen Insulten beschrieben [26-29]. Die Beteiligung von IL-18 an entzündlichen Prozessen des zentralen Nervensystems wurde am Modell der Multiplen Sklerose, bei Morbus Alzheimer, an der bakteriellen und viralen Meningitis sowie der fokalen Ischämie untersucht und nachgewiesen [29-34]. IL-18 wird auch für degenerative Prozesse der weißen Substanz verantwortlich gemacht [35]. Bei IL-18-defizienten Mäusen kam es zu einer abgeschwächten mikroglialen Antwort auf eine experimentelle virale Infektion [36].

Experimentelle Arbeiten haben gezeigt, dass eine Überaktivität von MMPs in verschiedene Krankheitsprozesse des zentralen Nervensystems, wie Multiple Sklerose, Morbus Alzheimer, Neuroinflammation und Schlaganfall involviert ist [37-42]. Durch Degradierung der neurovaskulären Matrix führen MMPs zu Verletzungen der Blut-Hirn-Schranke [43-45] und durch Unterbrechung der Zell-Matrix-Signalwege sowie Homeostase verstärken sie den neuronalen und glialen Zelltod [46-48]. Es wurde gezeigt, dass die Aktivität von MMPs nach Schädelhirntauma [49-50] und Rückenmarksschädigungen [51-52] ansteigt, wobei MMP-9-defiziente Mäuse bei Rückenmarksschädigungen wesentlich weniger Zerstörungen der Blut-Hirn-Schranke zeigen [53].

In verschiedenen experimentellen Studien erwies sich Erythropoietin, ein essentieller Wachstums- und Überlebensfaktor für erythroide Vorläuferzellen, als neuroprotektiv [54-57], wobei dieses Hormon auch im unreifen Gehirn neuroprotektive Eigenschaften entwickeln kann [58-60].

Ziel der vorliegenden Arbeit war die Überprüfung der Regulation der proinflammatorischen Interleukine IL-1β und IL-18 nach Hyperoxie bzw. Schädelhirntrauma im sich entwickelnden Gehirn von Maus und Ratte. Zudem sollte die Neuroprotektivität von IL-18-Bindungsprotein und der

Schutz IL-18- bzw. IRAK-4-defizienter Mäuse vor Neurodegeneration in beiden Schädigungsmodellen untersucht werden. Desweiteren sollte die Beteiligung der Matrixmetalloproteinasen MMP-2 und -9 an der Trauma-induzierten Neurodegeneration und die neuroprotektive Eigenschaft des Matrixmetalloproteinase-Inhibitors GM6001, in diesem Kontext, überprüft werden.

Insbesondere sollte auch geklärt werden, ob rekombinantes Erythropoietin neuroprotektive Eigenschaften gegenüber der Sauerstofftoxizität im Hyperoxiemodell aufweist und welche molekularen Mechanismen diese Protektivität, im sich entwickelnden Gehirn, vermitteln.

2. Methodik

Die verwendeten histologischen (Methylenblau/Azur B-, DeOlmos-, *terminal deoxy-nucleotidyl transferase-mediated dUTP nick end-labeling* (TUNEL)- und Fluoro-Jade-Färbung) und molekularbiologischen (semiquantitative reverse Transkriptions Polymerase Kettenreaktion (RT-PCR), *realtime* PCR, Western Blot, Caspase-Aktivitätsassays, Zymographie und Proteinoxidationsassay) Arbeitsmethoden sind in den jeweiligen Veröffentlichungen im Detail beschrieben.

Zur Überprüfung Hyperoxie-induzierter Hirnschädigungen wurden Han Wistar Ratten, IRAK-4-defiziente Mäuse mit C57BL/6-Hintergrund und Wildtypmäuse eingesetzt. Es wurden wurfübergreifend 6 Tage alte Jungtiere randomisiert und den verschiedenen Versuchsgruppen (n = 5-10) zugeordnet, welche, zusammen mit einem Muttertier, verschiedenen Zeitspannen (2, 6, 12, 24, 48 h) einer definierten Hyperoxie ausgesetzt wurden. Dies geschah in einem ehemaligen Transportinkubator für neugeborene Kinder bei einer konstanten Temperatur von 21 °C, normobaren Druckverhältnissen und einer Sauerstoffkonzentration von 80%, welche permanent mit einem Oxymeter kontrolliert wurde. Bei einer Hyperoxieexposition, die länger als 24 h andauerte, wurden die Muttertiere gewechselt, um einem akuten Atemnotsyndrom vorzubeugen [61]. Kontrolltiere wurden unter gleichen Bedingungen bei einem Sauerstoffgehalt von 21% gehalten. Alle Tiere erlebten einen normalen Tag-Nachtrhythmus und es stand ihnen handelsübliches Alleinfutter zur Haltung von Ratten und Mäusen sowie Wasser ad libitum zur Verfügung. Zur Überprüfung der Protektivität von IL-18BP bzw. rEPO wurde zufällig ausgewählten, 6 Tage alten Tieren (n = 5-10) unmittelbar vor der Hyperoxieexposition i.p. 40 µg rekombinantes, humanes IL-18BP bzw. 20.000 Units rekombinantes, humanes EPO (NeoRecormon®)/kg Körpergewicht injiziert. Die Kontrolltiere dieser Reihen wurden ebenfalls randomisiert ausgewählt und erhielten i.p. äquivalente Mengen isotonischer Kochsalzlösung.

Zur Untersuchung des Hirntraumas bei Han Wistar Ratten, IL-18 (-/-)-Mäusen mit C57BL/6-Hintergrund, MMP-9 (-/-)-Mäusen mit C57BL/6-Hintergrund und Wildtypmäusen wurde das Gewichts-Perkussions-Modell angewendet [62]. Es wurden wurfübergreifend 7 Tage alte Jungtiere randomisiert und den verschiedenen Versuchsgruppen (n = 5-10) zugeordnet. Die Tiere wurden vor der Traumatisierung mit Isofluran narkotisiert. Mittels eines Skalpell-Längsschnittes wurde die Kalotte freigelegt und in der Traumaregion sorgfältig freigeschabt. Nach dem Markieren des Traumapunktes 3 (Ratte) oder 2 (Maus) mm frontal der Lambdanaht und 2 (Ratte) oder 1 (Maus) mm rechts der Sagitalnaht wurde das Tier in die Haltewanne des stereotaktischen Gerätes eingelegt. Nun wurde der Traumazylinder heruntergedreht, bis die bewegliche Stanzeinrichtung die Kalotte berührte, um dann nochmals 3 mm heruntergeschraubt zu werden. Aus 16 (Ratte) oder 8 (Maus) cm Höhe wurde dann ein 10 g schweres Gewicht auf die Kalotte fallengelassen, wobei anschließend eine Kalottenfraktur, jedoch keine Perforation sichtbar sein sollte. Der Längsschnitt wurde nun mit Sekundenkleber versorgt und die Tiere bis zur jeweiligen Präparation (2, 6, 12, 24, 48, 72 h und 7, 14 d nach Trauma) zum Muttertier zurückgesetzt. Die Kontrolltiere erhielten kein Trauma und alle Tiere erlebten einen normalen Tag-Nachtrhythmus, und es stand ihnen handelsübliches Alleinfutter zur Haltung von Ratten und Mäusen sowie Wasser ad libitum zur Verfügung. Zur Überprüfung der Protektivität von IL-18BP bzw. GM6001 wurde zufällig ausgewählten, 7 Tage alten Tieren (n = 5-10) 5 min nach dem Schädelhirntrauma i.p. 40 µg rekombinantes, humanes IL-18BP bzw. 2 h nach dem Schädelhirntrauma i.p. 1, 10 oder 100 mg GM6001/kg Körpergewicht injiziert. Die Kontrolltiere dieser Reihen wurden ebenfalls randomisiert ausgewählt und erhielten i.p. äquivalente Mengen isotonischer Kochsalzlösung (anstatt IL-18BP) bzw. 0,1% DMSO (anstatt GM6001).

3. Ergebnisse

3.1 Schädelhirntrauma- und Hyperoxie-induzierte Neurodegenerationen im sich entwickelnden Gehirn der Ratte werden durch Caspase-1 und die proinflammatorischen Zytokine IL-1β und IL-18 vermittelt (Felderhoff-Mueser *et al.* 2005, Sifringer *et al.* 2007b).

Durch Schädelhirntrauma und Hyperoxie kam es im sich entwickelnden Gehirn der Ratte zu verstärkten Neurodegenerationen im frontalen, parietalen, cingulären und retrosplenialen Kortex, im Thalamus, im Gyrus dentatus, im Subikulum und im Striatum. Beim Schädelhirntrauma war die ipsilaterale Seite wesentlich stärker betroffen und nach Hyperoxie ist zudem die periventrikuläre weiße Substanz stark von Neurodegenerationen geprägt (Abbildung 1A-D).

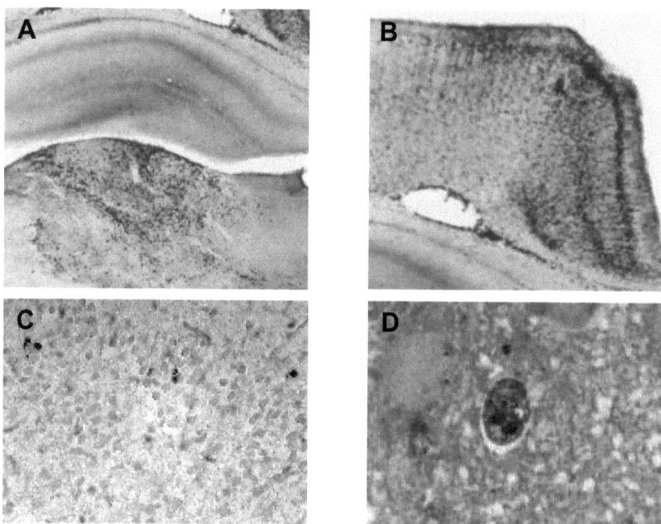

Abbildung 1: Schädelhirntrauma und Hyperoxie induzieren Zelltod im unreifen Gehirn der Ratte.
Im geschädigten Thalamus (**A**) und den Lamina II und IV des retrosplenialen Kortex (**B**) einer traumatisierten 8 Tage alten Ratte erscheinen 24 h nach Schädelhirntrauma an P7 vermehrt degenerierte Zellen. Diese werden mittels DeOlmos Kupfersilberfärbung als kleine dunkle Punkte dargestellt (70 µm Schnittdicke, Originalvergrößerung x40). (**C**) Ein mittels TUNEL gefärbter 5 µm dicker Schnitt des Kortex zeigt die DNA-Fragmentierung degenerierter Zellen (braun gefärbt) einer 7 Tage alten Ratte, die zuvor 12 h einer Hyperoxie (80% O_2) ausgesetzt war (Originalvergrößerung x40). (**D**) Die Methylenblau/Azur B-Färbung eines 0,5 µm dicken Schnittes zeigt ein Neuron des parietalen Kortex mit nukleärer Fragmentierung als Kennzeichen für Apoptose einer 7 Tage alten Ratte, die zuvor 12 h einer Hyperoxie (80% O_2) ausgesetzt war (Originalvergrößerung x100).

Semiquantitative PCR-Analysen und Western Blot-Untersuchungen zeigten, dass die nach Schädelhirntrauma bzw. Hyperoxie entstandenen Neurodegenerationen im sich entwickelnden Gehirn der Ratte durch Caspase-1 und die von Caspase-1 aktivierten Interleukine IL-1β und IL-18 vermittelt werden. Auf Gen- und Proteinebene konnte ein signifikanter Anstieg von Caspase-1, IL-1β und IL-18 im Kortex, Striatum und

Thalamus nach Schädelhirntrauma bzw. Hyperoxie nachgewiesen werden. Beim Schädelhirntrauma ergaben sich die höchsten Expressionen für Caspase-1 nach 48 h auf Gen- und Proteinebene, für IL-1β nach 6 h (Genebene) bzw. 24 h (Proteinebene) und für IL-18 nach 72 h auf Gen- und Proteinebene. Eine Hyperoxiedauer von 12 h führte zur stärksten Genexpression von Caspase-1, wohingegen die IL-1β- und IL-18-Genexpression nach 6 h Hyperoxie den höchsten Wert erreichte (Abbildungen 2-4).

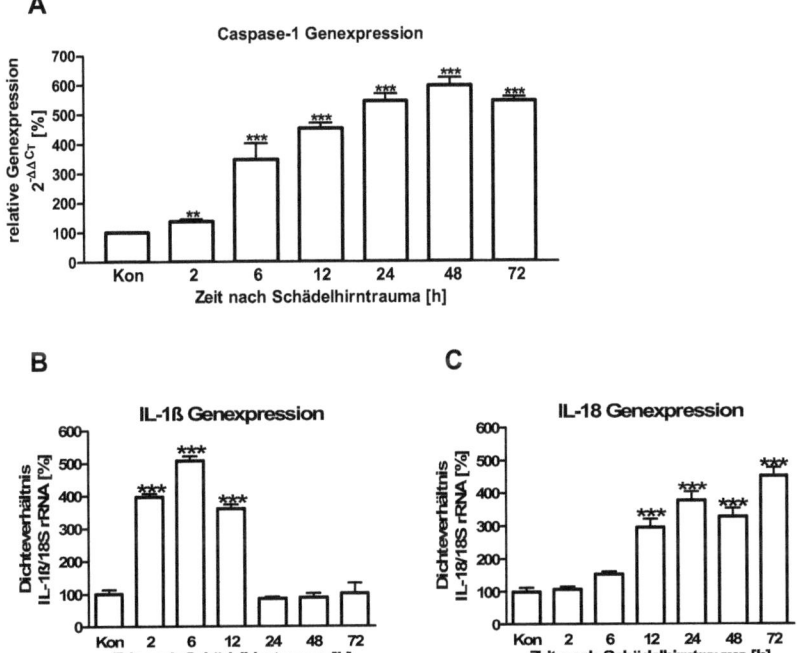

Abbildung 2: Nach Schädelhirntrauma kommt es im unreifen Gehirn der Ratte zu einem Anstieg der Caspase-1-, IL-1β- und IL-18-Genexpression.
In (A) ist die relative Genexpression von Caspase-1 im Thalamus (ipsilateral zur Traumaseite) der Ratte nach verschiedenen Zeiten nach erfolgtem Schädelhirntrauma an P7, mittels semiquantitativer *realtime* PCR, dargestellt. Der ΔC_T-Wert ergibt sich aus der Subtraktion des C_T-Mittelwertes für 18S rRNA (endogener Standard) vom jeweiligen C_T-Mittelwert für Caspase-1. Der $\Delta\Delta C_T$-Wert

ist das Resultat der Subtraktion des ΔC_T-Wertes der Kontrollgruppe (Kon) vom ΔC_T-Wert der einzelnen experimentellen Gruppen (2-72 h nach Schädelhirntrauma). Die Genexpression von Caspase-1 ist für alle untersuchten Zeitstufen gegenüber der Kontrollgruppe signifikant erhöht (n = 4 für jede Zeitstufe; Mittelwert ± SEM; **P<0.01, ***P<0.001; *analysis of variance* (ANOVA)). Die Abbildungen (B) und (C) zeigen die signifikante Erhöhung der IL-1β- (B) und IL-18-Genexpression (C) zu verschiedenen Zeitpunkten nach Schädelhirntrauma an P7 bezogen auf die Kontrollgruppe im Gewebe des parietalen Kortex (ipsilateral zur Traumaseite) der Ratte. Nach erfolgter Polyacrylamidgelelektrophorese (PAGE) der Duplex-PCR-Produkte und der densitometrischen Auswertung der Polyacrylamidgele wurden die Dichteverhältnisse der IL-1β- bzw. IL-18-Bande zur jeweiligen 18S rRNA-Bande (interner Standard) gebildet und der Wert der Kontrollgruppe (Kon) gleich 100% gesetzt (n = 4 für jede Zeitstufe; Mittelwert ± SEM; ***P<0.001, bezogen auf die Kontrollgruppe; ANOVA).

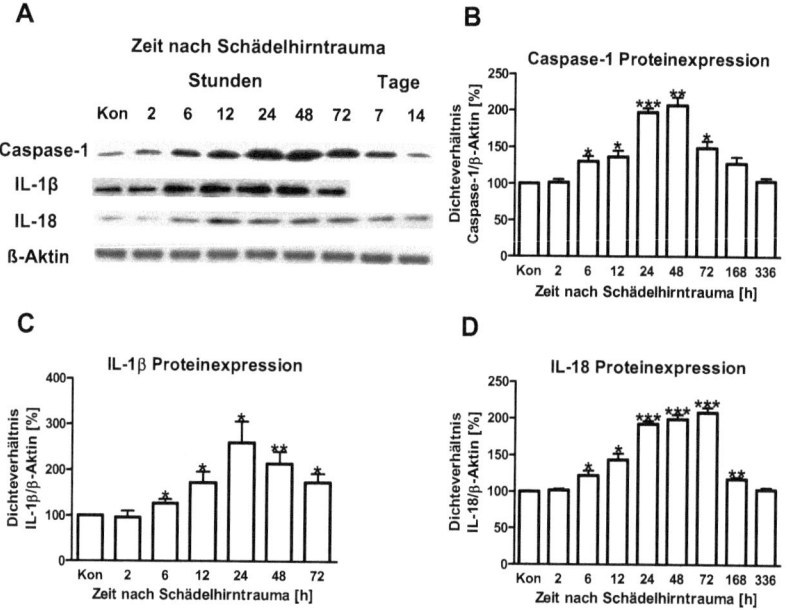

Abbildung 3: Nach Schädelhirntrauma ist die Proteinexpression von aktiver Caspase-1, IL-1β und IL-18 im Thalamus und Kortex der neonatalen Ratte signifikant erhöht.

In (A) sind repräsentative photographische Ablichtungen für aktive Caspase-1-, IL-1β-, IL-18- und β-Aktin-Western Blots für den Thalamus (ipsilateral zur Traumaseite) der neonatalen Ratte zu verschiedenen Zeitpunkten nach Schädelhirntrauma an P7 gezeigt. Die jeweilige Proteinbande für aktive Caspase-1, IL-1β und IL-18 erscheint bereits 6 h nach dem Trauma intensiver, wobei die Intensität der β-Aktin-Proteinbande zu allen Zeitpunkten unverändert blieb. Die densitometrischen Auswertungen der Western Blots (B-D) zeigen die signifikante Erhöhung der aktiven Caspase-1- (B), IL-1β- (C) und IL-18-Proteinexpression (D) im Thalamus (ipsilateral zur Traumaseite) zu verschiedenen Zeitpunkten nach dem Trauma bezogen auf die

Kontrollgruppe (Kon). Zur Auswertung wurde das Dichteverhältnis des nachzuweisenden Proteins (aktive Caspase-1, IL-1β bzw. IL-18) zum internen Standard (β-Aktin) gebildet und der erhaltene Wert für die Kontrollgruppe gleich 100% gesetzt. Für aktive Caspase-1 erreicht die Proteinexpression ein Maximum 48 h, für IL-1β 24 h und für IL-18 72 h nach dem Insult (n = 4 für jede Zeitstufe; Mittelwert ± SEM; *P<0.05, **P<0.01, ***P<0.001, bezogen auf die Kontrollgruppe; ANOVA).

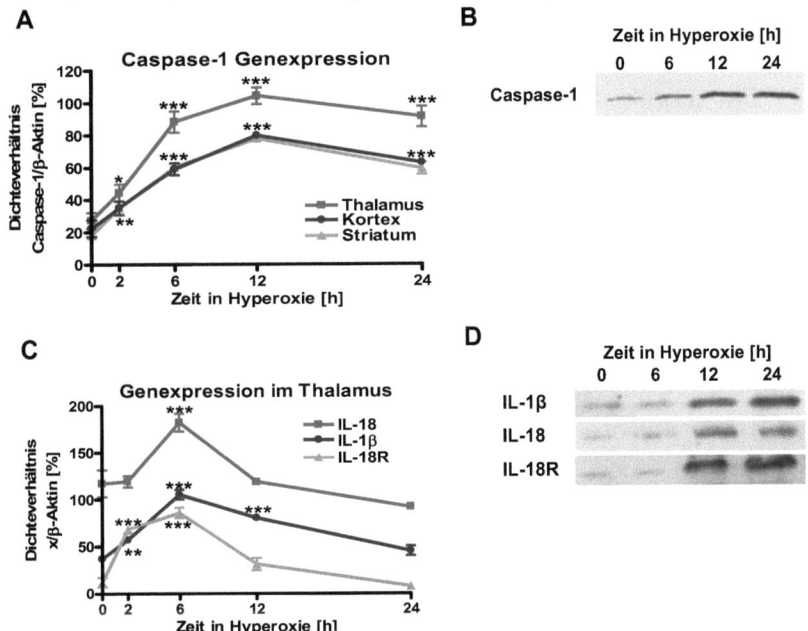

Abbildung 4: Hyperoxie induziert im Thalamus, Kortex und Striatum der unreifen Ratte den Anstieg von Caspase-1 und der Caspase-1-aktivierten Zytokine IL-1β und IL-18, sowie von IL-18-Rezeptor (IL-18R) auf Gen- und Proteinebene.
(A) Die relative Genexpression von Caspase-1 im Thalamus, Kortex und Striatum der neonatalen Ratte steigt bereits nach 2 h Dauer der Hyperoxie (80% O_2) an P6 signifikant an, um nach 12 h Hyperoxiedauer jeweils ein Maximum zu erreichen. Nach erfolgter PAGE der Duplex-PCR-Produkte und der densitometrischen Auswertung der Polyacrylamidgele wurde das Dichteverhältnis der Caspase-1-Bande zur jeweiligen β-Aktin-Bande (interner Standard) gebildet (n = 5 für jede Zeitstufe; Mittelwert ± SEM; *P<0.05, **P<0.01, ***P<0.001, bezogen auf die Kontrollgruppe (0 h; Normoxie, 21% O_2); ANOVA). In (B) ist eine repräsentative photographische Ablichtung eines Western Blots mit einem spezifischen Antikörper gegen die aktive Form von Caspase-1, für thalamisches Gewebe der neonatalen Ratte, gezeigt. Nach 6 h Hyperoxiedauer an P6 ist eine intensivere Proteinbande für aktive Caspase-1 sichtbar, deren Intensität nach 24 h Hyperoxie am stärksten erscheint. (C) Die relative Genexpression von IL-1β, IL-18 bzw. IL-18R im Thalamus der neonatalen Ratte erreicht nach 6 h Hyperoxiedauer (80% O_2) an P6 einen signifikanten Maximalwert. Nach erfolgter PAGE der Duplex-PCR-Produkte und der densito-

metrischen Auswertung der Polyacrylamidgele wurde das Dichteverhältnis der IL-1β-, IL-18- bzw. IL-18R-Bande zur jeweiligen β-Aktin-Bande gebildet (n = 5 für jede Zeitstufe; Mittelwert ± SEM; **P<0.01, ***P<0.001, bezogen auf die Kontrollgruppe (0 h); ANOVA). (**D**) Repräsentative photographische Ablichtungen von Western Blots für IL-1β, IL-18 und IL-18R in thalamischem Gewebe der neonatalen Ratte. Nach 12 h Hyperoxiedauer an P6 ist jeweils eine intensivere Proteinbande zu erkennen in Bezug auf die Kontrolle (0 h; Normoxie, 21% O_2), deren Intensität nach 24 h noch zunimmt.

3.2 Die durch Schädelhirntrauma und Hyperoxie induzierten Neurodegenerationen im sich entwickelnden Gehirn der Ratte werden durch die Applikation von rekombinantem IL-18BP signifikant reduziert (Felderhoff-Mueser *et al.* 2005, Sifringer *et al.* 2007b).

Durch die i.p. Gabe von rekombinantem IL-18BP 5 Minuten nach dem Schädelhirntrauma bzw. unmittelbar vor Beginn der Hyperoxie kam es jeweils zu einer signifikanten Reduzierung des Gehaltes an apoptotischen Zellen in verschiedenen Hirnregionen im sich entwickelnden Gehirn der Ratte (Abbildungen 5-6).

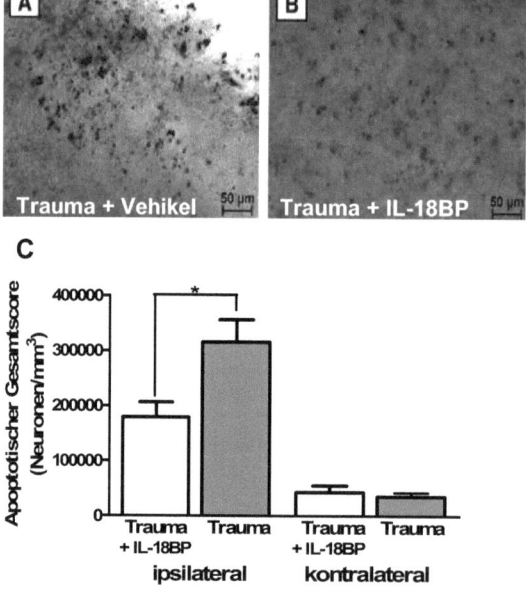

Abbildung 5: Die Gabe von rekombinantem IL-18BP schützt vor Schädelhirntrauma-induziertem Zelltod im unreifen Gehirn der Ratte.
In (A) und (B) sind DeOlmos Kupfersilber-gefärbte Schnitte des Thalamus 24 h nach Schädelhirntrauma an P7 der Ratte gezeigt (Originalvergrößerung x40), wobei (A) den Thalamus eines mit Vehikel-behandelten Kontrolltieres zeigt und (B) den Thalamus eines 5 Minuten nach Trauma mit 40 µg IL-18BP behandelten Tieres. Im Vergleich zu dem Kontrolltier ist eine starke Reduzierung silbergefärbter degenerierter Zellen beim mit IL-18BP behandelten Tier zu erkennen. (C) DeOlmos gefärbte degenerierte Zellen 24 h nach Schädelhirntrauma des frontalen, parietalen, cingulären und retrosplenialen Kortex, Nukleus caudatus, Thalamus, Gyrus dentatus und Subikulum wurden mittels der stereologisch-optischen Dissektionsmethode [63] ausgezählt und jede Region erhielt einen Score von 1000 für je 1000 degenerierte (silber-positive) Zellen/mm^3. Die Scores aller Regionen ergaben addiert den kumulativen apoptotischen Gesamtscore. Dieser ist für die ipsilaterale Seite IL-18BP-behandelter Tiere signifikant kleiner verglichen mit Vehikel-behandelten Kontrolltieren (n = 6 pro Gruppe; *P<0.05; Student's t-Test).

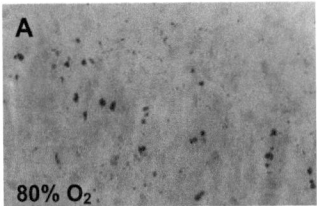
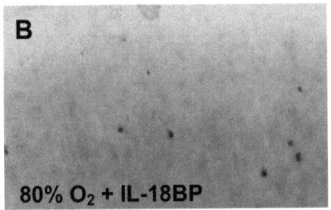
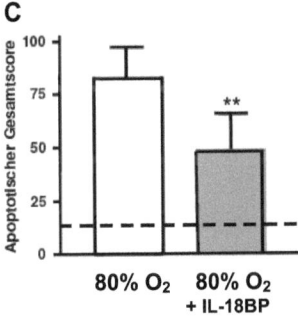

Abbildung 6: Die Gabe von rekombinantem IL-18BP schützt vor Hyperoxie-induziertem Zelltod im unreifen Gehirn der Ratte.
In (A) und (B) sind DeOlmos Kupfersilber-gefärbte Schnitte des parietalen Kortex nach 24 h Hyperoxie (80% O_2, Start der Hyperoxie an P6) gezeigt, wobei (A) den parietalen Kortex eines mit Vehikel-behandelten Kontrolltieres zeigt und (B) den parietalen Kortex eines vor Beginn der Hyperoxie mit 40 µg IL-18BP behandelten Tieres. Im Vergleich zu dem Kontrolltier (A) ist eine starke Reduzierung silbergefärbter degenerierter Zellen beim mit IL-18BP behandelten Tier (B) zu erkennen (Originalvergrößerung x40). (C) DeOlmos gefärbte degenerierte Zellen nach 24 h Hyperoxie des frontalen, parietalen, cingulären und retrosplenialen Kortex, Nukleus caudatus, weißer Substanz, Thalamus, Gyrus dentatus und Subikulum wurden mittels der stereologisch-optischen Dissektionsmethode ausgezählt und jede

Region erhielt einen Score von 10 für je 1000 degenerierte (silber-positive) Zellen/mm^3. Die Scores aller Regionen ergaben addiert den kumulativen apoptotischen Gesamtscore. Der apoptotische Gesamtscore IL-18BP-behandelter Tiere ist nach 24-stündiger Hyperoxie signifikant kleiner verglichen mit Vehikel-behandelten Tieren der Kontrollgruppe. Die gestrichelte Linie gibt den apoptotischen Gesamtscore Vehikel-behandelter Tiere bei Normoxie an (n = 6 pro Gruppe; **P<0.01; Student's t-Test).

3.3 IL-18-defiziente Mäuse zeigen signifikant weniger Neurodegenerationen im unreifen Gehirn nach Schädelhirntrauma und IRAK-4-defiziente Mäuse zeigen diese Neuroprotektivität gegenüber der Sauerstofftoxizität im Hyperoxiemodell (Felderhoff-Mueser et al. 2005, Sifringer et al. 2007b).

Nach Schädelhirntrauma zeigten IL-18-defiziente Mäuse einen signifikant geringeren Gehalt an apoptotischen Neuronen im sich entwickelnden Gehirn gegenüber IL-18 (+/+)-Mäusen. Im Modell der Sauerstofftoxizität ergab sich bei IRAK-4-defizienten Mäusen ein signifikant kleinerer apoptotischer Gesamtscore im sich entwickelnden Gehirn gegenüber IRAK-4 (+/+)-Mäusen (Abbildungen 7-8).

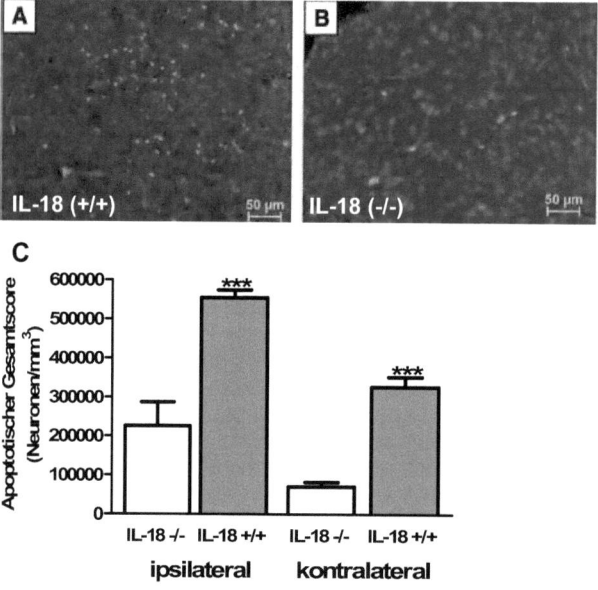

Abbildung 7: IL-18-defiziente Mäuse sind weitreichend gegen Schädelhirntrauma-induzierte Hirnschädigungen im unreifen Gehirn geschützt.
7 Tage alte IL-18-defiziente Mäuse und IL-18-Wildtyp-Mäuse (C57BL/6) wurden einem Schädelhirntrauma ausgesetzt und 24 h nach Schädelhirntrauma erfolgte die Quantifizierung degenerierter Zellen in verschiedenen Hirnregionen mittels Fluoro-Jade-Färbung. Die Wildtyp-Mäuse (**A**) zeigten eine höhere Anzahl an degenerierten Zellen verglichen mit IL-18-defizienten Mäusen (**B**, Originalvergrößerung x40). (**C**) Die Quantifizierung Fluoro-Jade-gefärbter degenerierter Zellen 24 h nach Schädelhirntrauma des frontalen, parietalen, cingulären und retrosplenialen Kortex, Nukleus caudatus, Thalamus, Gyrus dentatus und Subikulum mittels der stereologisch-optischen Dissektionsmethode ergab einen signifikant niedrigeren apoptotischen Gesamtscore für die ipsilaterale und kontralaterale Seite IL-18-defizienter Mäuse verglichen mit den Wildtyp-Mäusen (n = 8 pro Gruppe; ***P<0.001; Student's t-Test).

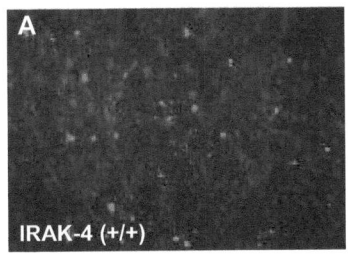
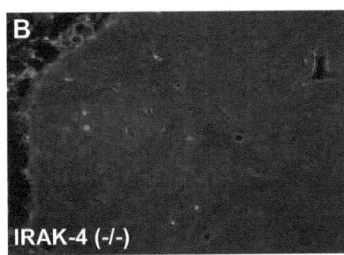
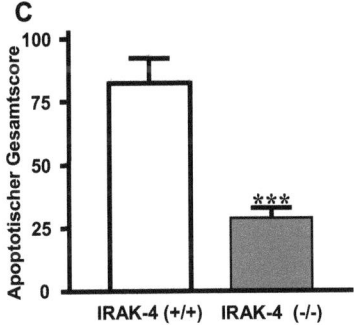

Abbildung 8: IRAK-4-defiziente Mäuse sind weitreichend gegen Hyperoxie-induzierte Hirnschädigungen im unreifen Gehirn geschützt.
6 Tage alte IRAK-4-defiziente Mäuse und IRAK-4-Wildtyp-Mäuse (C57BL/6) wurden einer 24-stündigen Hyperoxie (80% O_2) ausgesetzt und anschließend erfolgte die Quantifizierung mittels Fluoro-Jade-Färbung (Originalvergrößerung x40). Die IRAK-4-defizienten Mäuse (**B**) zeigten eine geringere Anzahl an degenerierten Zellen verglichen mit den Wildtyp-Mäusen (**A**). (**C**) Die Quantifizierung Fluoro-Jade-gefärbter degenerierter Zellen nach 24 h Hyperoxie des frontalen, parietalen, cingulären und retrosplenialen Kortex, Nukleus caudatus, weißer Substanz, Thalamus, Gyrus dentatus und Subikulum mittels der stereologisch-optischen Dissektionsmethode ergab einen signifikant niedrigeren apoptotischen Gesamtscore

für die IRAK-4-defizienten Mäuse verglichen mit den Wildtyp-Mäusen (n = 7 pro Gruppe; ***P<0.001; Student's t-Test).

3.4 Schädelhirntrauma führt zu einer erhöhten Genexpression und Aktivität der beiden Matrixmetalloproteinasen MMP-2 und -9 sowie zu einer reduzierten Expression der physiologischen Matrixmetalloproteinase-Inhibitoren TIMP-1 und -2 auf Gen- und Proteinebene im Thalamus und Kortex der neonatalen Ratte (Sifringer et al. 2007a).

12 Stunden nach Schädelhirntrauma an P7 nimmt die Genexpression von MMP-2 und -9 signifikant im Thalamus und Kortex der neonatalen Ratte zu, um einen maximalen Wert nach 72 h (MMP-2) bzw. 24 h (MMP-9) zu erreichen. Western Blot- und zymographische Analysen zeigten zudem einen signifikanten Anstieg der Aktivität der beiden Matrixmetalloproteinasen auf Proteinebene mit einer maximalen Aktivität nach 24 h (MMP-2 und -9 Western Blot) bzw. 48 h (MMP-2 Zymographie). Die Expressionen von TIMP-1 und -2 nahmen dagegen 12 h nach Schädelhirntrauma auf Gen- und Proteinebene signifikant ab und erreichten jeweils minimale Werte 48-72 h nach Trauma (Abbildungen 9-10).

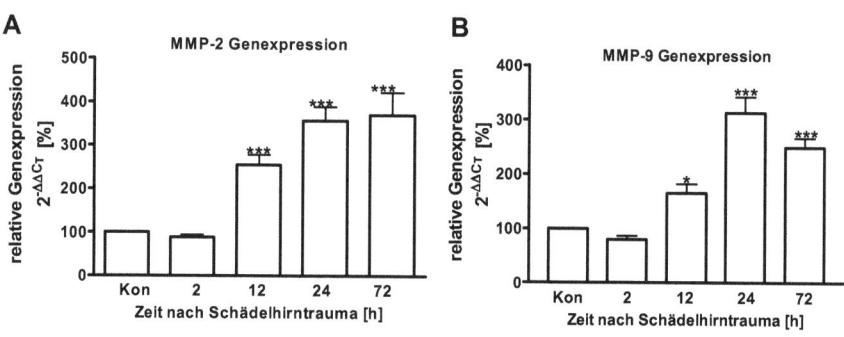

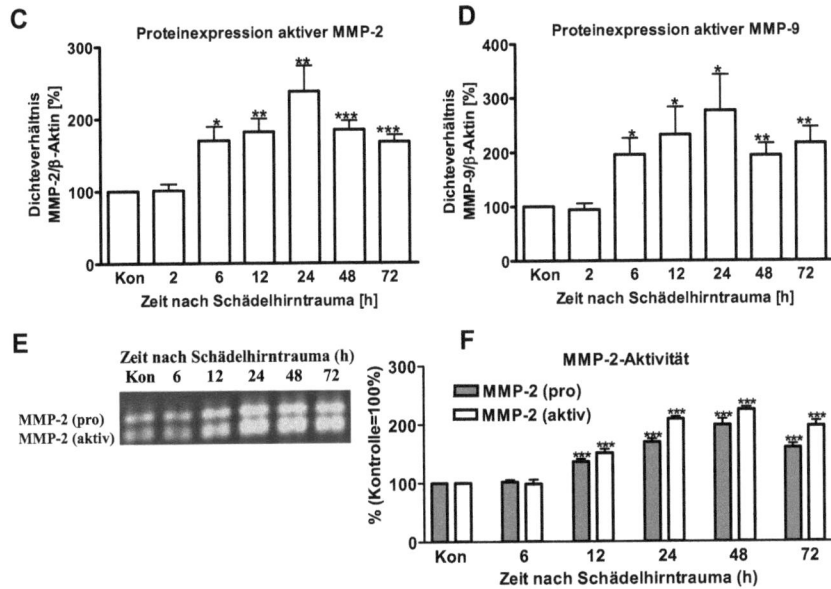

Abbildung 9: Schädelhirntrauma führt zu einer erhöhten Genexpression und Aktivität der beiden Matrixmetalloproteinasen MMP-2 und -9 im sich entwickelnden Gehirn der Ratte.
Die dargestellten Ergebnisse der semiquantitativen *realtime* PCR in (**A**) und (**B**) ergeben 12 h nach Schädelhirntrauma 7 Tage alter Ratten einen signifikanten Anstieg des MMP-2- (**A**) und MMP-9-mRNA-Gehaltes (**B**) im Thalamus. 24 h nach Schädelhirntrauma erreichen die Expressionsniveaus einen maximalen Wert. Der ΔC_T-Wert ergibt sich aus der Subtraktion des C_T-Mittelwertes für 18S rRNA (endogener Standard) vom C_T-Mittelwert für MMP-2 bzw. MMP-9. Der $\Delta\Delta C_T$-Wert ist das Resultat der Subtraktion des ΔC_T-Wertes der Kontrollgruppe (Kon) vom ΔC_T-Wert der einzelnen experimentellen Gruppen (n = 4 für jede Zeitstufe; Mittelwert ± SEM; *P<0.05, ***P<0.001; ANOVA). In (**C**) und (**D**) ist die durch Schädelhirntrauma induzierte Aktivitätssteigerung von MMP-2 (**C**) und -9 (**D**) auf Proteinebene im Thalamus der neonatalen Ratte dargestellt. Die densitometrischen Auswertungen der MMP-2- und MMP-9-Western Blots zeigen die signifikante Erhöhung beider aktiver Matrixmetalloproteinasen im Thalamus (ipsilateral zur Traumaseite) 6 h nach dem Trauma bezogen auf die Kontrollgruppe (Kon). Zur Auswertung wurde das Dichteverhältnis von MMP-2 bzw. MMP-9 zum internen Standard (β-Aktin) gebildet und der erhaltene Wert für die Kontrollgruppe gleich 100% gesetzt. Die Proteinexpression erreicht für MMP-2 und -9 ein Maximum 24 h nach dem Insult (n = 4 für jede Zeitstufe; Mittelwert ± SEM; *P<0.05, **P<0.01, ***P<0.001, bezogen auf die Kontrollgruppe (Kon); ANOVA). (**E** und **F**) Mittels Zymographie konnte die gesteigerte proteolytische Aktivität von MMP-2 zu verschiedenen Zeiten nach Schädelhirntrauma im Thalamus (ipsilateral zur Traumaseite) der neonatalen Ratte nachgewiesen werden. Die repräsentative photographische Ablichtung eines Zymographiegels (**E**) zeigt deutlich, dass 12 h nach Schädelhirntrauma die proteolytisch im Gelatine-Polyacrylamidgel entstandenen Banden für die Proform und

aktive Form von MMP-2 intensiver erscheinen im Vergleich zur Kontrollgruppe (Kon). Die densitometrischen Auswertungen der Zymographiegele (**F**) zeigen die signifikante Erhöhung der Proform und aktiven Form von MMP-2 im Thalamus (ipsilateral zur Traumaseite) zu verschiedenen Zeitpunkten nach dem Trauma an P7 bezogen auf die Kontrollgruppe. Zur Auswertung wurde die erhaltene Bandenintensität für die Proform bzw. die aktive Form von MMP-2 der Kontrollgruppe gleich 100% gesetzt und darauf die experimentellen Gruppen bezogen. Die maximalste MMP-2-Aktivität wurde 48 h nach Schädelhirntrauma erreicht (n = 4 für jede Zeitstufe; Mittelwert ± SEM; ***P<0.001, bezogen auf die Kontrollgruppe (Kon); ANOVA).

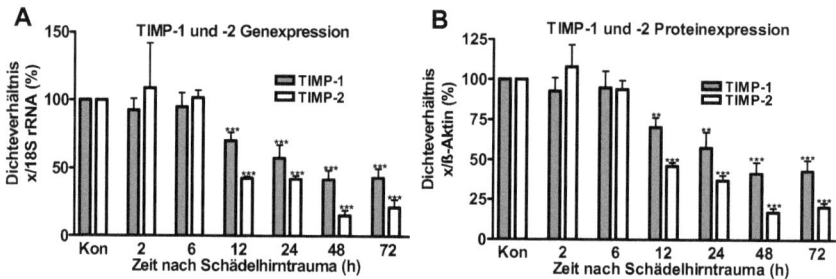

Abbildung 10: Schädelhirntrauma führt zu einer reduzierten Expression von TIMP-1 und TIMP-2 auf Gen- und Proteinebene im Gehirn der neonatalen Ratte.
Die Abbildungen (**A**) und (**B**) zeigen die signifikante Reduzierung der Gen- (**A**) und Proteinexpression (**B**) von TIMP-1 und -2 zu verschiedenen Zeitpunkten nach Schädelhirntrauma an P7 bezogen auf die Kontrollgruppe in thalamischem Gewebe (ipsilateral zur Traumaseite) der neonatalen Ratte. Eine signifikante Reduzierung ergibt sich 12 h nach Schädelhirntrauma und die niedrigsten TIMP-1 und -2 Gen- und Proteinexpressionen werden 48-72 h nach dem Insult erreicht. Zur Ermittlung der Genexpressionsdaten wurden nach erfolgter PAGE der Duplex-PCR-Produkte und der densitometrischen Auswertung der Polyacrylamidgele die Dichteverhältnisse der TIMP-1- bzw. TIMP-2-Bande zur jeweiligen 18S rRNA-Bande (interner Standard) gebildet und der Wert der Kontrollgruppe gleich 100% gesetzt. Zur Auswertung der Proteinexpressionen wurde das Dichteverhältnis von TIMP-1 bzw. TIMP-2 zum internen Standard (β-Aktin) gebildet und der erhaltene Wert für die Kontrollgruppe gleich 100% gesetzt (n = 4 für jede Zeitstufe; Mittelwert ± SEM; **P<0.01, ***P<0.001, bezogen auf die Kontrollgruppe (Kon); ANOVA).

3.5 Die durch Schädelhirntrauma induzierten Neurodegenerationen im sich entwickelnden Gehirn der Ratte werden durch den Metalloproteinase-Inhibitor GM6001 signifikant reduziert (Sifringer *et al.* 2007a).

Durch die i.p. Applikation des Metalloproteinase-Inhibitors GM6001 2 Stunden nach Schädelhirntrauma kam es zu einer signifikanten Reduzierung des Gehaltes an apoptotischen Zellen im sich entwickelnden Gehirn der Ratte (Abbildung 11A-D).

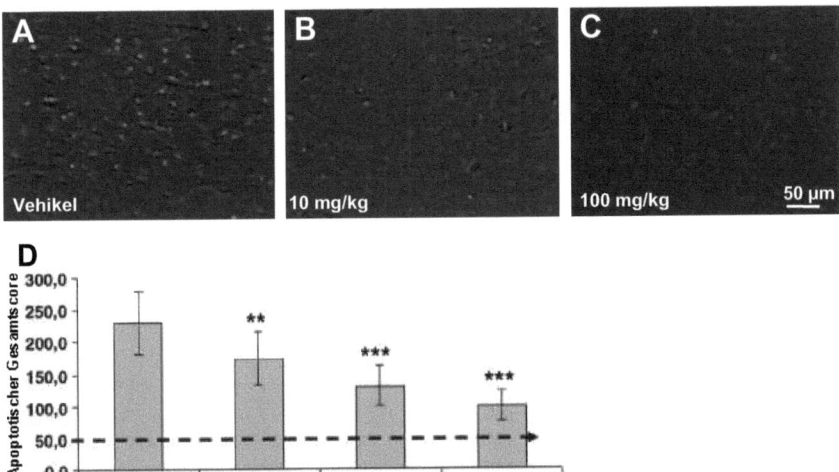

Abbildung 11: Die Gabe des Metalloproteinase-Inhibitors GM6001 schützt vor Schädelhirntrauma-induziertem Zelltod im unreifen Gehirn der Ratte.
Die Abbildungen (**A-C**) zeigen Fluoro-Jade-gefärbte Schnitte des Thalamus 24 h nach Schädelhirntrauma an P7 der Ratte, wobei (**A**) den Thalamus eines mit Vehikel-behandelten Tieres zeigt, (**B**) den Thalamus eines 2 h nach Trauma mit 10 mg GM6001/kg Körpergewicht behandelten Tieres und (**C**) den Thalamus eines 2 h nach Trauma mit 100 mg GM6001/kg Körpergewicht behandelten Tieres. Im Vergleich zu dem Vehikel-behandelten Tier (**A**) ist eine starke Reduzierung Fluoro-Jade-gefärbter degenerierter Zellen bei den mit GM6001 behandelten Tieren (**B** und **C**) zu erkennen. (**D**) Die Quantifizierung Fluoro-Jade-gefärbter degenerierter Zellen 24 h nach Schädelhirntrauma an P7 des frontalen, parietalen, cingulären und retrosplenialen Kortex, Nukleus caudatus, Thalamus und Gyrus dentatus mittels der stereologisch-optischen Dissektionsmethode ergab einen signifikant niedrigeren kumulativen apoptotischen Gesamtscore für die drei eingesetzten Konzentrationen an GM6001 bezogen auf die Vehikel-behandelte Gruppe (Veh), wobei 100 mg GM6001/kg Körpergewicht am protektivsten waren. Die gestrichelte Linie gibt den apoptotischen Gesamtscore Vehikel-behandelter 8 Tage alter Tiere an, die keinem Schädelhirntrauma ausgesetzt waren (n = 4-6; Mittelwert ± SEM; **P<0.01, ***P<0.001, bezogen auf die Kontrollgruppe (Kon); ANOVA).

3.6 Die durch Hyperoxie induzierten Neurodegenerationen im Gehirn der infantilen Ratte werden durch die Applikation von rekombinantem EPO signifikant reduziert (Kaindl et al. 2008).

Durch die i.p. Gabe von rEPO vor Beginn einer 24-stündigen Hyperoxie kam es zu einer signifikanten Reduzierung des Gehaltes an degenerierten Zellen in verschiedenen Hirnregionen im sich entwickelnden Gehirn der Ratte (Abbildung 12).

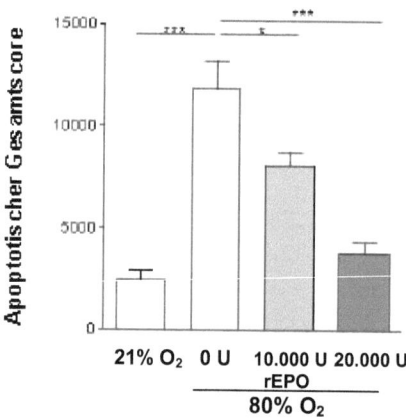

Abbildung 12: Die Gabe von rEPO reduziert den Hyperoxie-induzierten Zelltod im unreifen Gehirn der Ratte.
Die Quantifizierung DeOlmos Kupfersilber-gefärbter degenerierter Zellen nach 24 h Hyperoxiedauer (80% O_2, Beginn an P6) des frontalen, parietalen, cingulären und retrosplenialen Kortex, Nukleus caudatus, Nukleus accumbens, Korpus callosum mit angrenzender weißer Substanz, Thalamus, Gyrus dentatus und Hypothalamus mittels der stereologisch-optischen Dissektionsmethode ergab einen signifikant niedrigeren kumulativen apoptotischen Gesamtscore für die beiden eingesetzten Konzentrationen an rEPO bezogen auf die Kontrollgruppe (0 U) im Gehirn der neonatalen Ratte, wobei 20.000 U rEPO/kg Körpergewicht am protektivsten waren (n = 7-12; Mittelwert ± SEM; *$P<0.05$, ***$P<0.001$; ANOVA).

3.7 Rekombinantes EPO reduziert den Hyperoxie-induzierten Aktivitätsanstieg von Caspase-2, -3 und -8 signifikant im Gehirn der neonatalen Ratte (Kaindl et al. 2008).

Mittels Caspase-Aktivitätsassays und Western Blot-Analysen wurden Hyperoxie-induzierte Aktivitätssteigerungen von Caspase-2, -3 und -8 im Gehirn der neonatalen Ratte nachgewiesen. Diese waren signifikant für eine Hyperoxiedauer von 6-48 h. Durch die i.p. Applikation von 20.000 U rEPO/kg Körpergewicht vor Beginn der Hyperoxie kam es zu einer signifikanten Reduzierung der Hyperoxie-induzierten gesteigerten Aktivitäten von Caspase-2, -3 und -8 nach einer Hyperoxiedauer von 6-48 h (Abbildung 13A-D).

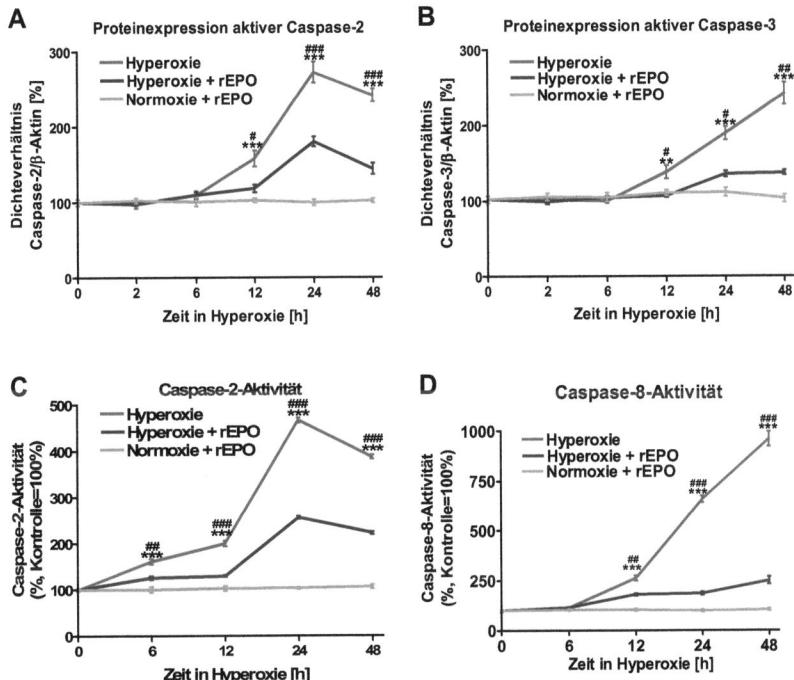

Abbildung 13: Die Gabe von rEPO reduziert Hyperoxie-induzierte Aktivitäts-steigerungen von Caspase-2, -3 und -8 im Gehirn der neonatalen Ratte.

Die dargestellten Ergebnisse der Western Blot-Analysen (**A** und **B**) und Caspase-Aktivitätsassays (**C** und **D**) zeigen einen signifikanten Anstieg der Proteinexpressionen aktiver Caspase-2 (**A**) und -3 (**B**) nach einer Hyperoxiedauer (Beginn an P6) von 12-48 h und eine Zunahme der Aktivität von Caspase-2 (**C**) und -8 (**D**) nach 6- bzw. 12-48 h Hyperoxiedauer, jeweils bezogen auf die Kontrollgruppe

(0 h), im Gesamthirnextrakt der neonatalen Ratte. Die i.p. Applikation von 20.000 U rEPO/kg Körpergewicht vor Beginn der Hyperoxie an P6 führt zu einer signifikanten Reduzierung der Hyperoxie-induzierten gesteigerten Proteinexpression aktiver Caspase-2 und -3 und zu einer signifikanten Reduzierung der durch Hyperoxie erhöhten Aktivität von Caspase-2 und -8 bei allen Zeitstufen im Gesamthirnextrakt der neonatalen Ratte. Zur Auswertung der Western Blots wurde das Dichteverhältnis des nachzuweisenden Proteins (aktive Caspase-2 bzw. -3) zum internen Standard β-Aktin gebildet und der erhaltene Wert für die Kontrollgruppe gleich 100% gesetzt (n = 6 für jede Zeitstufe; Mittelwert ± SEM; **$P<0.01$, ***$P<0.001$, bezogen auf die Kontrollgruppe (0 h); #$P<0.05$, ##$P<0.01$, ###$P<0.001$, Hyperoxie + rEPO bezogen auf Hyperoxie; ANOVA). Zur Ermittlung der Caspase-2- und -8-Aktivitäten wurden die erhaltenen Caspaseaktivitäten der Kontrollgruppe gleich 100% gesetzt (n = 3-4 für jede Zeitstufe; Mittelwert ± SEM; ***$P<0.001$, bezogen auf die Kontrollgruppe (0 h); ##$P<0.01$, ###$P<0.001$, Hyperoxie + rEPO bezogen auf Hyperoxie; ANOVA).

3.8 Der durch Hyperoxie verminderte Gehalt am neurotrophen Faktor BDNF und der aktiven, phosphorylierten Formen von Akt (pAkt) und *extracellular signal-regulated kinases* ERK1/2 (pERK1/2) im sich entwickelnden Gehirn der Ratte wird durch rekombinantes EPO signifikant erhöht (Kaindl *et al.* 2008).

Semiquantitative PCR- und Western Blot-Analysen zeigten, dass durch Hyperoxieeinwirkung die Gen- und Proteinexpression des neurotrophen Faktors BDNF im Gehirn der neonatalen Ratte signifikant nach 2 bzw. 12 h reduziert wird. Zudem werden die phosphorylierten Formen der Proteinkinasen Akt und ERK1/2 nach 6 bzw. 12 h Hyperoxiedauer signifikant herabreguliert. Nach 48 h Hyperoxie erreichten die Gen- und Proteinexpression von BDNF, sowie die Expressionen von pAkt und pERK1/2 jeweils den minimalsten Wert. Durch die i.p. Applikation von 20.000 U rEPO/kg Körpergewicht vor Beginn der Hyperoxie kam es zu einer signifikanten Erhöhung, der durch Hyperoxie reduzierten Gen- bzw. Proteinexpression von BDNF, pAkt und pERK1/2 im neonatalen Gehirn der Ratte (Abbildung 14A-D).

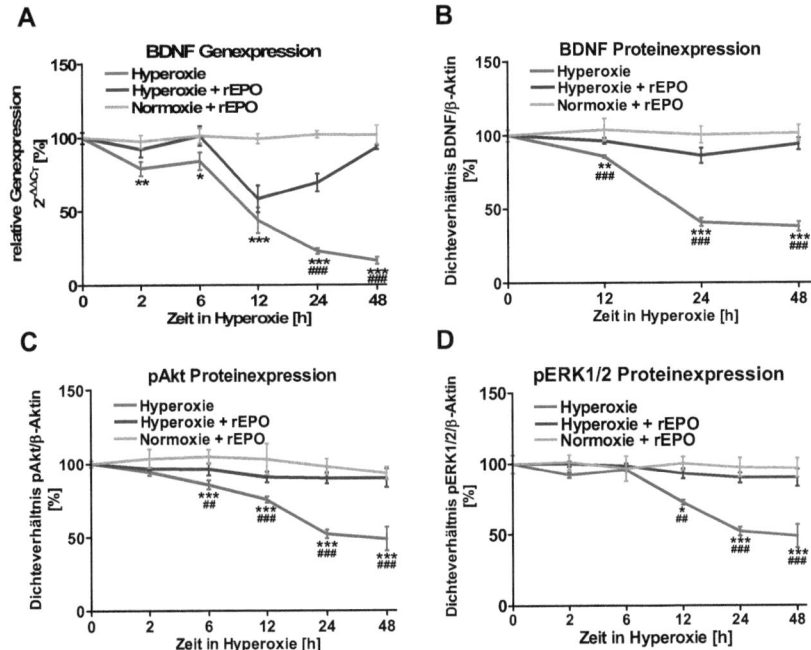

Abbildung 14: Die Gabe von rEPO führt zu einer signifikanten Erhöhung der durch Hyperoxie verringerten Gen- bzw. Proteinexpression von BDNF, pAkt und pERK1/2 im Gehirn der neonatalen Ratte.

Die dargestellten Ergebnisse der semiquantitativen *realtime* PCR (**A**) und der Western Blot-Analysen (**B-D**) zeigen eine signifikante Abnahme der BDNF Gen- (**A**) und Proteinexpression (**B**) sowie der Expression von pAkt (**C**) und pERK1/2 (**D**) nach einer Hyperoxiedauer von 2-, 6- bzw. 12-48 h, jeweils bezogen auf die Kontrollgruppe (0 h), im Gesamthirnextrakt der neonatalen Ratte. Die i.p. Applikation von 20.000 U rEPO/kg Körpergewicht vor Beginn der Hyperoxie an P6 führt zu einer signifikanten Erhöhung der Hyperoxie-induzierten verringerten Gen- bzw. Proteinexpression von BDNF, pAkt und pERK1/2 nach 6-, 12- bzw. 24-48 h Hyperoxiedauer im Gesamthirnextrakt der neonatalen Ratte. Der ΔC_T-Wert ergibt sich aus der Subtraktion des C_T-Mittelwertes für 18S rRNA vom jeweiligen C_T-Mittelwert für BDNF. Der $\Delta\Delta C_T$-Wert ist das Resultat der Subtraktion des ΔC_T-Wertes der Kontrollgruppe (0 h) vom ΔC_T-Wert der einzelnen experimentellen Gruppen. Zur Auswertung der Western Blots wurde das Dichteverhältnis des nachzuweisenden Proteins (BDNF, pAkt bzw. pERK1/2) zum internen Standard β-Aktin gebildet und der erhaltene Wert für die Kontrollgruppe (0 h) gleich 100% gesetzt (n = 5-6 für jede Zeitstufe; Mittelwert ± SEM; *$P<0.05$, **$P<0.01$, ***$P<0.001$, bezogen auf die Kontrollgruppe (0 h); ##$P<0.01$, ###$P<0.001$, Hyperoxie + rEPO bezogen auf Hyperoxie; Student´s t-Test).

3.9 Rekombinantes EPO reduziert den Hyperoxie-induzierten oxidativen Stress im sich entwickelnden Gehirn der Maus (Kaindl et al. 2008).

Mittels eines Proteinoxidationsassays wurde der erhöhte oxidative Stress nach 24 h Hyperoxie im Gesamthirnlysat der neonatalen Maus nachgewiesen. Wurden vor Beginn der Hyperoxie an P6 i.p. 20.000 U rEPO/kg Körpergewicht verabreicht, so reduzierte sich der Hyperoxie-induzierte oxidative Stress (Abbildung 15).

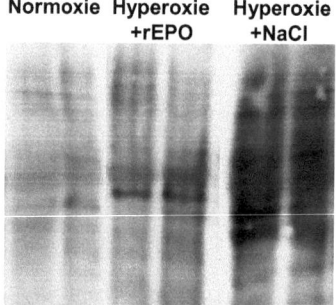

Abbildung 15: Hyperoxie-induzierter oxidativer Stress wird durch rEPO im neonatalen Gehirn der Maus reduziert.

Die Abbildung zeigt eine repräsentative photographische Ablichtung eines Western Blots mit einem gegen Carbonylgruppen gerichteten Antikörper für das Gesamthirnlysat der neonatalen Maus. Nach 24 h Hyperoxiedauer (80% O_2) an P6 sind wesentlich mehr dunkle Banden (Carbonylgruppen) als Zeichen von oxidativem Stress gegenüber dem Kontrolltier in Normoxie zu erkennen. Die i.p. Applikation von 20.000 U rEPO/kg Körpergewicht vor Beginn der Hyperoxie an P6 führt zu einer starken Reduzierung der Bandenvielzahl und -intensität als Zeichen der Abnahme des oxidativen Stresses.

4. Diskussion

Schädelhirntrauma und Hyperoxie führen zu apoptotischen Neurodegenerationen in verschiedenen Hirnregionen des unreifen Gehirns der Ratte [7, 9, 64]. Die Ergebnisse der vorliegenden Publikationen zeigen einen deutlichen Zusammenhang zwischen der Schädelhirntrauma- und Hyperoxie-induzierten apoptotischen Neurodegeneration und der verstärkten Expression von Caspase-1 und der von Caspase-1 aktivierten Zytokine IL-1β und IL-18, nach Schädelhirntrauma bzw. Hyperoxie, auf Gen- und Proteinebene im sich entwickelnden Gehirn von Maus und Ratte. Dies bestätigen die vollzogenen Experimente mit IL-18- (im Schädelhirntraumamodell) und IRAK-4-defizienten (im Hyperoxiemodell) Mäusen, da die Unterbrechung der IL-1β- bzw. IL-18-Signalkaskade zur Protektivität, vor Neurodegenerationen durch Schädelhirntrauma bzw. Sauerstofftoxizität, führte. Diese Ergebnisse sind konform mit denen anderer Arbeitsgruppen, die eine verstärkte Caspase-1-Expression bei Hirnschädigungen im sich entwickelnden Gehirn nach Hypoxie/Ischämie nachweisen konnten [26] und eine Resistenz von Caspase-1-defizienten Mäusen gegen diese Schädigungen [65] bzw. die protektive Wirkung von Caspase-1-Inhibitoren [66-67]. Die Funktion von IL-1β als Mediator der schnellen Immunantwort auf exogene Stimuli wurde bereits in Modellen der neonatalen Hypoxie/Ischämie und fetaler Inflammation nachgewiesen [22, 68] sowie die protektive Wirkung des Interleukin-Rezeptor-Antagonisten IL-1RA [69-70]. Im Gegensatz zu verbreiteten IL-1β-Studien [28, 29, 71], sind die biologischen Einflüsse von IL-18 bisher kaum untersucht worden und die erhaltenen Resultate zudem kontrovers, so dass im Schlaganfallmodell der Maus kein Einfluss von IL-18 nachgewiesen werden konnte [72]. Andere Studien zeigten hingegen eine IL-18-vermittelte neuronale Schädigung mit erhöhten IL-18-

Gehalten im adulten Gehirn nach Hirntrauma [32], Ischämie [31] bzw. neonataler Hypoxie/Ischämie [26]. Die Ergebnisse der vorliegenden Publikationen bestätigen diese Studien und präsentieren IL-18 als wichtigen Kandidaten in der Pathophysiologie von Schädelhirntrauma und Hyperoxie im sich entwickelnden Gehirn von Maus und Ratte, wobei IL-18 in beiden experimentellen Modellen sehr früh im Thalamus und Kortex hochreguliert wird. Die Bedeutung von IL-18 könnte neben der eigenen Wirkung und Induktion inflammatorischer und apoptotischer Prozesse auch in einer verstärkenden Wirkung auf die IL-1β-Expression bestehen [73]. Die Ergebnisse der vorliegenden Arbeiten können dies nicht ausreichend belegen, da sowohl die alleinige Inhibierung der IL-18-Wirkung mit IL-18BP im Schädelhirntrauma- bzw. im Hyperoxiemodell und die Verwendung IL-18-defizienter Mäuse beim Schädelhirntrauma zu einer signifikanten Minderung des neuronalen Zellschadens im neonatalen Gehirn führten, wie auch die Unterbrechung der gemeinsamen Signalkaskade von IL-1β und IL-18 durch den Einsatz IRAK-4-defizienter Mäuse im Modell der Sauerstofftoxizität. Unsere Arbeiten zeigen ein neuroprotektives Potential für rekombinantes IL-18BP im unreifen Gehirn und bestätigen damit den Effekt im adulten Traumamodell [32], so dass IL-18 als zukünftiges therapeutisches Zielmolekül zur Behandlung neuro-inflammatorischer Schäden nach Schädelhirntrauma bzw. Hyperoxie im sich entwickelnden Gehirn dienen kann, wobei die molekularen Wirkmechanismen von IL-18 noch genauer untersucht werden müssen, da bisher nur die Aktivierung von *c-jun terminal kinase* (JNK) und p38 durch IL-1β und IL-18 nachgewiesen wurden [74-75]. Ein therapeutischer Einsatz von IL-18BP wurde bisher bei der rheumatischen Arthritis erprobt [76]. Desweiteren könnte IL-18 als diagnostischer Parameter dienen, welcher ein Indikator für den Schweregrad einer Erkrankung sein kann. Bei lakunären Hirninfarkten und beim akuten Koronarsyndrom zeigte sich jeweils eine Korrelation der IL-18-Konzentration mit dem Schweregrad der Gewebsschädigung [77-78].

Die durchgeführten Experimente zeigten, dass die durch Schädelhirntrauma induzierten Neurodegenerationen im neonatalen Nagerhirn mit einer erhöhten Expression und Aktivität der beiden Matrixmetalloproteinasen MMP-2 und -9 und einer reduzierten Expression auf Gen- und Proteinebene der physiologischen Metalloproteinase-Inhibitoren TIMP-1 und -2 einhergehen. Die erzielten Resultate sind konform mit experimentellen Traumastudien an adulten Nagern [49]. Der starke Einfluss von MMP-2 konnte hierbei jedoch nicht nachgewiesen werden, so dass von einer entwicklungsbedingten Expression der verschiedenen MMPs ausgegangen werden kann. Untersuchungen zur zerebralen Ischämie und Pathophysiologie nach Schlaganfall zeigen dagegen ebenfalls stark erhöhte MMP-2-Aktivitäten nach der Schädigung [79-82]. Über welche genauen Mechanismen MMP-2 und MMP-9 zur Degradation von Matrixproteinen wie Kollagen, Fibronektin und Laminin führen, müssen weiterführende Arbeiten zeigen. Zwar kommt es durch diese Degradationen zu Verletzungen der Blut-Hirn-Schranke [43-45] und durch Unterbrechung der Zell-Matrix-Signalwege sowie Homeostase zu verstärktem neuronalen und glialen Zelltod [46-48], aber präzise Mechanismen der MMP-Wirkung sind noch unbekannt. Die in der vorliegenden Arbeit festgestellten veränderten Expressionen und Aktivitäten von MMP-2 und -9 sind pathogen, da die i.p. Applikation des MMP-Inhibitors GM6001 2 Stunden nach Schädelhirntrauma zu einer signifikanten dosisabhängigen Neuroprotektion im sich entwickelnden Gehirn führte. Das therapeutische Zeitfenster von GM6001 ist für die klinische Anwendung sehr interessant, da eine Vorbehandlung bzw. eine umgehende Behandlung nach dem traumatischen Insult in der Regel nicht möglich ist. In zukünftigen Arbeiten sollten zusätzlich andere MMPs untersucht werden, da es ähnlich zu den Caspasen eine MMP-Signalkaskade zu geben scheint, wobei MMP-9 ein terminales Molekül dieser Kaskade darstellt, wie die Effektor-Caspase-3 im Signalweg der Caspasen [83].

Die vorliegenden Studien stellen eindeutig dar, dass rEPO im sich entwickelnden Gehirn eine neuroprotektive Funktion gegenüber der Hyperoxie-induzierten apoptotischen Neurodegeneration übernimmt. Zudem erlauben die durchgeführten Experimente Rückschlüsse auf potentielle molekulare Wirkmechanismen von rEPO. Die signifikante Abnahme des Zelltodes nach i.p. Applikation von 10.000 oder 20.000 U rEPO/kg Körpergewicht unmittelbar vor Beginn der Hyperoxie ermöglicht die Gabe von rEPO als präventives Neuroprotektivum in der neonatalen Medizin. Diese neuroprotektiven Effekte von rEPO werden durch die Daten experimenteller Studien in Modellen der Hypoxie/Ischämie, Exzitotoxizität, neonatalem Schlaganfall, Rückenmarksschädigungen, traumatischen Insulten und Epilepsie bestätigt [58, 84-90], wobei diese Effekte in adulten Tiermodellen bisher intensiver untersucht wurden, so dass die genauen molekularen Hintergründe der Wirkungsweise von rEPO im unreifen Gehirn noch nicht aufgeklärt sind. Potentielle Wirkmechanismen von rEPO sind die Induzierung antiapoptotischer Signalwege [91-93] sowie die Abnahme der Inflammation [93] und Exzitotoxizität [94-95] nach rEPO-Behandlung.

In der vorliegenden Arbeit wird gezeigt, dass die durch rEPO erzielte Abnahme des Hyperoxie-induzierten Zelltodes im unreifen Gehirn assoziiert ist mit einer signifikanten Abnahme der Aktivität der Initiator-Caspasen-2 und -8 sowie der Effektor-Caspase-3. Das verschiedene Mitglieder der Caspase-Familie von rEPO in ihrer Aktivität reduziert werden, zeigen mehrere Publikationen [86, 96-100], so dass diese

Eigenschaft eine wichtige Funktion der Protektivität von rEPO gegenüber dem Zelltod darstellt.

Oxidativer Stress repräsentiert einen Mechanismus der zum Zelltod durch apoptotische Zellschädigungen und neuronale oder vaskuläre Degenerationen führt [101-102]. Durch die Zunahme des Gehaltes an Proteincarbonylierungen wurde in der vorliegenden Arbeit gezeigt, dass Hyperoxie oxidativen Stress im unreifen Gehirn induziert, der durch die Behandlung mit rEPO reduziert wird. Die protektive Wirkung von rEPO im Zusammenhang mit oxidativem Stress wird auch von anderen Arbeitsgruppen beschrieben, wobei rEPO zu einem Anstieg an antioxidativen Enzymen in Neuronen führt [103] und zur Reduzierung angestiegener Lipidperoxidationsspiegel in den Hirnschädigungsmodellen der Ischämie/Reperfusion und Hypoxie/Ischämie [104-105]. Desweiteren erhöht rEPO die Glutathionperoxidase-Aktivität [104] und stimuliert die Produktion der Glutathionperoxidase in Astrozytenkulturen [106]. Durch rEPO sind zudem Mikrogliazellen vor Zelltod geschützt, der durch oxidativen Stress verursacht wurde [107]. Diese Eigenschaften sind relevant für eine therapeutische Prävention von Hyperoxie-induzierten Schädigungen im sich entwickelnden Gehirn, da in diesem die antioxidativen Systeme noch nicht voll ausgereift sind.

Die Reduzierung des Gehaltes an neurotrophen Faktoren, die auch in der vorliegenden Arbeit nach Hyperoxie nachgewiesen wurde, führt zu neuronalem Zelltod [108]. Die Applikation von rEPO führte zu einer signifikanten Erhöhung des Gehaltes an BDNF und der aktiven Formen der beiden Proteinkinasen ERK1/2 und Akt (Proteinkinase B). Diese beiden Proteinkinasen übernehmen jeweils eine wichtige Funktion bei der rEPO-vermittelten Protektivität vor zellulären Schädigungen [109]. ERK1/2 als mitogen-aktivierte Proteinkinase wird durch rEPO aktiviert und die aktivierte, phosphorylierte Form führt zur Zytoprotektion [110-

111]. Die Phosphorylierung von Akt in Assoziation mit der Gabe von rEPO schützt vor genomischer DNA-Degradation [100] und die Hochregulierung der Akt-Aktivität führt in verschiedenen Schädigungsmodellen zur protektiven Wirkung [100, 112-114], wobei diese zur Regulation von Transkriptionsfaktoren führen kann [112], die Ausschüttung von Cytochrom C aus den Mitochondrien verhindert [100] oder Caspase-Aktivitäten blockiert [99-100], so dass Akt ein zentrales Molekül der rEPO-vermittelten Protektivität ist.

5. Abschlussbetrachtung

Zusammenfassend erlaubt die vorliegende Arbeit die Aussage, dass durch Schädelhirntrauma bzw. Hyperoxie induzierte Neurodegenerationen im sich entwickelnden Gehirn von Maus und Ratte durch die i.p. Applikation von IL-18BP, GM6001 oder rEPO stark reduziert werden. Es ist nun an der Zeit, über klinische Studien festzustellen, ob diese neuroprotektiven Eigenschaften sich beim Menschen bestätigen und welche Nebenwirkungen jeweils auftreten. IL-18BP wird zurzeit in klinischen Phase I- und II-Studien bei rheumatischer Arthritis und schwerer Psoriasis eingesetzt [115]. Obwohl EPO nicht von allen Patienten toleriert wird, wie Betroffenen von kongestiver Herzinsuffizienz und Bluthochdruck, wird EPO momentan in den USA in vielen klinischen Studien eingesetzt [84]. Parallel sollte weiterhin an synthetischen EPO-Derivaten mit protektiven Eigenschaften gearbeitet werden. Langfristig sollte es daher möglich sein, das unreife humane Gehirn nach Schädelhirntrauma durch die posttraumatische Applikation eines geeigneten Neuroprotektivums vor erhöhtem Zelltod zu schützen. In der neonatalen Medizin sollte zukünftig neben der präventiven Gabe neuroprotektiver Substanzen, wie z.B. rEPO, vor allem der Einsatz von Sauerstoff als Therapeutikum sehr sorgfältig überdacht werden.

6. Referenzen

[1] Halsey CL, Collin MF, Anderson CL. Extremely low-birth-weight children and their peers. A comparison of school-age outcomes. *Arch Pediatr Adolesc Med* 1996;**150**:790-4.
[2] Tin W, Wariyar U, Hey E. Changing prognosis for babies of less than 28 weeks' gestation in the north of England between 1983 and 1994. Northern Neonatal Network. *BMJ* 1997;**314**:107-11.
[3] Bregman J. Developmental outcome in very low birthweight infants. Current status and future trends. *Pediatr Clin North Am* 1998;**45**:673-90.
[4] Iwamoto HS, Teitel D, Rudolph AM. Effects of birth-related events on blood flow distribution. *Pediatr Res* 1987;**22**:634-40.
[5] Darlow BA, Cust AE, Donoghue DA. Improved outcomes for very low birthweight infants: evidence from New Zealand national population based data. *Arch Dis Child Fetal Neonatal* 2003;**88**:23-8.
[6] Ahdab-Barmada M, Moossy J, Nemoto EM, Lin MR. Hyperoxia produces neuronal necrosis in the rat. *J Neuropathol Exp Neurol* 1986;**45**:233-46.
[7] Felderhoff-Mueser U, Bittigau P, Sifringer M et al. Oxygen causes cell death in the developing brain. *Neurobiol Dis* 2004;**17**:273-82.
[8] Huppmann S, Römer S, Altmann R, Obladen M, Berns M. 17beta-Estradiol attenuates hyperoxia-induced apoptosis in mouse C8-D1A cell line. *J Neurosci Res* 2008;**86**:3420-6.
[9] Yiş U, Kurul SH, Kumral A et al. Hyperoxic exposure leads to cell death in the developing brain. *Brain Dev* 2008;**30**:556-62.
[10] Saugstad OD. Is oxygen more toxic than currently believed? *Pediatrics* 2001;**108**:1203-5.
[11] Saugstad OD. Optimal oxygenation at birth and in the neonatal period. *Neonatology* 2007;**91**:319-22.
[12] Goldstein M. Traumatic brain injury: a silent epidemic. *Ann Neurol* 1990;**27**:327.
[13] Sosin DM, Sniezek JE, Waxweiler RJ. Trends in death associated with traumatic brain injury, 1979 through 1992. Success and failure. *JAMA* 1995;**273**:1778-80.
[14] Thurman DJ, Alverson C, Dunn KA, Guerrero J, Sniezek JE. Traumatic brain injury in the United States: A public health perspective. *J Head Trauma Rehabil* 1999;**14**:602-15.
[15] Masson F, Thicoipe M, Aye P et al. Epidemiology of severe brain injuries: a prospective population-based study. *J Trauma* 2001;**51**:481-9.
[16] Firsching R, Woischneck D. Present status of neurosurgical trauma in Germany. *World J Surg* 2001;**25**:1221-3.
[17] Mahoney WJ, D'Souza BJ, Haller A, Rogers MC, Epstein MH, Freeman JM. Long-term outcome of children with severe head trauma and prolonged coma. *Pediatrics* 1983;**1**:756-62.
[18] Koskiniemi M, Kyykka T, Nybo T, Jarho L. Long-term outcome after severe brain injury in preschoolers is worse than expected. *Arch Pediatr Adolesc Med* 1995;**149**:249-54.
[19] Diamond PT. Brain injury in the Commonwealth of Virginia: an analysis of Central Registry data, 1988-1993. *Brain Inj* 1996;**10**:413-9.
[20] Adelson PD, Kochanek PM. Head injury in children. *J Child Neurol* 1998;**13**:2-15.
[21] Noppens R, Brambrink AM. Traumatic brain injury in children-clinical implications. *Exp Toxicol Pathol* 2004;**56**:113-25.

[22] Hagberg H, Gilland E, Bona E et al. Enhanced expression of interleukin (IL)-1 and IL-6 messenger RNA and bioactive protein after hypoxia-ischemia in neonatal rats. *Pediatr Res* 1996;**40**:603-9.
[23] Silverstein F, Barks J, Hagan P, Liu X, Ivacko J, Szaflarski J. Cytokines and perinatal brain injury. *Neurochem Int* 1997;**30**:375-83.
[24] Stahel PF, Barnum SR. The role of the complement system in inflammatory CNS diseases. *Expert Rev Clin Immunol* 2006;**2**:445-56.
[25] Chiaretti A, Antonelli A, Mastrangelo A et al. Interleukin-6 and nerve growth factor upregulation correlates with improved outcome in children with severe traumatic brain injury. *J Neurotrauma* 2008;**25**:225-34.
[26] Hedtjärn M, Leverin AL, Eriksson K, Blomgren K, Mallard C, Hagberg H. Interleukin-18 involvement in hypoxic–ischemic brain injury. *J Neurosci* 2002;**22**:5910-9.
[27] Allan SM. The role of pro- and antiinflammatory cytokines in neurodegeneration. *Ann N Y Acad Sci* 2000;**917**:84-93.
[28] Touzani O, Boutin H, LeFeuvre R et al. Interleukin-1 influences ischemic brain damage in the mouse independently of the interleukin-1 type I receptor. *J Neurosci* 2002;**22**:38-43.
[29] Spalletta G, Bossù P, Ciaramella A, Bria P, Caltagirone C, Robinson RG. The etiology of poststroke depression: a review of the literature and a new hypothesis involving inflammatory cytokines. *Mol Psychiatry* 2006;**11**:984-91.
[30] Furlan R, Martino G, Galbiati F et al. Caspase-1 regulates the inflammatory process leading to autoimmune demyelination. *J Immunol* 1999;**163**:2403-9.
[31] Jander S, Schroeter M, Stoll G. Interleukin-18 expression after focal ischemia of the rat brain: association with the late-stage inflammatory response. *J Cereb Blood Flow Metab* 2002;**22**:62-70.
[32] Yatsiv I, Morganti-Kossmann MC, Perez D. Elevated intracranial IL-18 in humans and mice after traumatic brain injury and evidence of neuroprotective effects of IL-18-binding protein after experimental closed head injury. *J Cereb Blood Flow Metab* 2002;**22**:971-8.
[33] Zwijnenburg PJ, van der Poll T, Florquin S. Interleukin-18 gene-deficient mice show enhanced defense and reduced inflammation during pneumococcal meningitis. *J Neuroimmunol* 2003;**138**:31-7.
[34] Ojala J, Alafuzoff I, Herukka SK, van Groen T, Tanila H, Pirttilä T. Expression of interleukin-18 is increased in the brains of Alzheimer's disease patients. *Neurobiol Aging* 2009;**30**:198-209.
[35] Hedtjärn M, Mallard C, Arvidsson P, Hagberg H. White matter injury in the immature brain: role of interleukin-18. *Neurosci Lett* 2005;**373**:16-20.
[36] Mori T, Wang X, Kline AE et al. Reduced cortical injury and edema in tissue plasminogen activator knockout mice after brain trauma. *Neuroreport* 2001;**12**:4117-20.
[37] Lukashev ME, Werb Z. ECM signalling: orchestrating cell behavior and misbehavior. *Trends Cell Biol* 1998;**8**:437-41.
[38] Vu TH, Shipley JM, Bergers G et al. MMP-9 is a key regulator of growth plate angiogenesis and apoptosis of hypertrophic chondrocytes. *Cell* 1998;**93**:411-22.
[39] Yong VW. Metalloproteinases: mediators of pathology and regeneration in the CNS. *Nat Rev Neurosci* 2005;**6**:931-44.
[40] Rosell A, Ortega-Aznar A, Alvarez-Sabín J et al. Increased brain expression of matrix metalloproteinase-9 after ischemic and hemorrhagic human stroke. *Stroke* 2006;**37**:1399-406.

[41] Adibhatla RM, Hatcher JF. Tissue Plasminogen Activator (tPA) and Matrix Metalloproteinases in the Pathogenesis of Stroke: Therapeutic Strategies. *CNS Neurol Disord Drug Targets* 2008;**7**:243-53.
[42] Candelario-Jalil E, Yang Y, Rosenberg GA. Diverse roles of matrix metalloproteinases and tissue inhibitors of metalloproteinases in neuroinflammation and cerebral ischemia. *Neuroscience* 2009;**158**:983-94.
[43] Asahi M, Wang X, Mori T et al. Effects of matrix metalloproteinase 9 gene knockout on the proteolysis of blood–brain barrier and white matter components after cerebral ischemia. *J Neurosci* 2001;**21**:7724-32.
[44] Gidday JM, Gasche YG, Copin JC et al. Leukocyte-derived matrix metalloproteinase-9 mediates blood-brain barrier breakdown and is proinflammatory after transient focal cerebral ischemia. *Am J Physiol Heart Circ Physiol* 2005;**289**:558-68.
[45] Rosell A, Cuadrado E, Ortega-Aznar A, Hernández-Guillamon M, Lo EH, Montaner J. MMP-9-positive neutrophil infiltration is associated to blood-brain barrier breakdown and basal lamina type IV collagen degradation during hemorrhagic transformation after human ischemic stroke. *Stroke* 2008;**39**:1121-6.
[46] Gu Z, Kaul M, Yan B et al. S-nitrosylation of matrix metalloproteinases: signaling pathway to neuronal cell death. *Science* 2002;**97**:1186-90.
[47] Lee SR, Lo EH. Induction of caspase-mediated cell death by matrix metalloproteinases in cerebral endothelial cells after hypoxiareoxygenation. *J Cereb Blood Flow Metab* 2004;**24**:720-7.
[48] Lu A, Clark JF, Broderick JP et al. Reperfusion activates metalloproteinases that contribute to neurovascular injury. *Exp Neurol* 2008;**210**:549-59.
[49] Wang X, Jung J, Asahi M et al. Effects of matrix metalloproteinase-9 knock-out on morphological and motor outcomes after traumatic brain injury. *J Neurosci* 2000;**20**:7037-42.
[50] Falo MC, Fillmore HL, Reeves TM, Phillips LL. Matrix metalloproteinase-3 expression profile differentiates adaptive and maladaptive synaptic plasticity induced by traumatic brain injury. *J Neurosci Res* 2006;**84**:768-81.
[51] Hsu JY, McKeon R, Goussev S et al. Matrix metalloproteinase-2 facilitates wound healing events that promote functional recovery after spinal cord injury. *J Neurosci* 2006;**26**:9841-50.
[52] Buss A, Pech K, Kakulas BA et al. Matrix metalloproteinases and their inhibitors in human traumatic spinal cord injury. *BMC Neurol* 2007;**7**:17.
[53] Noble LJ, Donovan F, Igarashi T, Goussev S, Werb Z. Matrix metalloproteinases limit functional recovery after spinal cord injury by modulation of early vascular events. *J Neurosci* 2002;**22**:5726-35.
[54] Bernaudin M, Marti HH, Roussel S et al. A potential role for erythropoietin in focal permanent cerebral ischemia in mice. *J Cereb Blood Flow Metab* 1999;**19**:643-51.
[55] Weber A, Maier RF, Hoffmann U et al. Erythropoietin improves synaptic transmission during and following ischemia in rat hippocampal slice cultures. *Brain Res* 2002;**958**:305-11.
[56] Grasso G, Sfacteria A, Meli F, Fodale V, Buemi M, Iacopino DG. Neuroprotection by erythropoietin administration after experimental traumatic brain injury. *Brain Res* 2007;**1182**:99-105.
[57] Elfar JC, Jacobson JA, Puzas JE, Rosier RN, Zuscik MJ. Erythropoietin accelerates functional recovery after peripheral nerve injury. *J Bone Joint Surg Am* 2008;**90**:1644-53.

[58] Juul S, Felderhoff-Mueser U. Epo and other hematopoietic factors. *Semin Fetal Neonatal Med* 2007;**12**:250-8.
[59] Fauchère JC, Dame C, Vonthein R et al. An approach to using recombinant erythropoietin for neuroprotection in very preterm infants. *Pediatrics* 2008;**122**:375-82.
[60] Juul SE, McPherson RJ, Bammler TK, Wilkerson J, Beyer RP, Farin FM. Recombinant erythropoietin is neuroprotective in a novel mouse oxidative injury model. *Dev Neurosci* 2008;**30**:231-42.
[61] Taglialatela G, Perez-Polo JR, Rassin DK. Induction of apoptosis in the CNS during development by the combination of hyperoxia and inhibition of glutathione synthesis. *Free Radic Biol Med* 1998;**25**:936-42.
[62] Feeney DM, Boyeson MG, Linn RT, Murray HM, Dail WG. Responses to cortical injury: I. Methodology and local effects of contusions in the rat. *Brain Res* 1981;**211**:67-77.
[63] West MJ, Gundersen HJ. Unbiased stereological estimation of the number of neurons in the human hippocampus. *J Comp Neurol* 1990;**296**:1-22.
[64] Bittigau P, Sifringer M, Pohl D et al. Apoptotic neurodegeneration following trauma is markedly enhanced in the immature brain. *Ann Neurol* 1999;**45**:724-35.
[65] Liu XH, Kwon D, Schielke GP, Yang GY, Silverstein FS, Barks JD. Mice deficient in interleukin-1 converting enzyme are resistant to neonatal hypoxic–ischemic brain damage. *J Cereb Blood Flow Metab* 1999;**19**:1099-108.
[66] Ravizza T, Lucas SM, Balosso S et al. Inactivation of caspase-1 in rodent brain: a novel anticonvulsive strategy. *Epilepsia* 2006;**47**:1160-8.
[67] Ravizza T, Noé F, Zardoni D, Vaghi V, Sifringer M, Vezzani A. Interleukin Converting Enzyme inhibition impairs kindling epileptogenesis in rats by blocking astrocytic IL-1β production. *Neurobiol Dis* 2008;**31**:327-33.
[68] Cai Z, Pan ZL, Pang Y, Evans OB, Rhodes PG. Cytokine induction in fetal rat brains and brain injury in neonatal rats after maternal lipopolysaccharide administration. *Pediatr Res* 2000;**47**:64-72.
[69] Martin D, Chinookoswong N, Miller G. The interleukin-1 receptors antagonist (rIL-1ra) protects against cerebral infarction in a rat model of hypoxia–ischemia. *Exp Neurol* 1994;**130**:362-7.
[70] Stroemer RP, Rothwell NJ. Cortical protection by localized striatal injection of IL-1ra following cerebral ischemia in the rat. *J Cereb Blood Flow Metab* 1997;**17**:597-604.
[71] Rothwell N. Interleukin-1 and neuronal injury: mechanisms, modification, and therapeutic potential. *Brain Behav Immun* 2003;**17**:152-7.
[72] Wheeler RD, Boutin H, Touzani O, Luheshi GN, Takeda K, Rothwell NJ. No role for interleukin-18 in acute murine stroke-induced brain injury. *J Cereb Blood Flow Metab* 2003;**23**:531-5.
[73] Dinarello CA. Interleukin-18. *Methods* 1999;**19**:121-32.
[74] Lee JK, Kim SH, Lewis EC, Azam T, Reznikov LL, Dinarello CA. Differences in signaling pathways by IL-1beta and IL-18. *Proc Natl Acad Sci U S A* 2004;**101**:8815-20.
[75] Wald D, Commane M, Stark GR, Li X. IRAK and TAK1 are required for IL-18-mediated signaling. *Eur J Immunol* 2001;**31**:3747-54.
[76] Dinarello CA. Interleukin-18 and the treatment of rheumatoid arthritis. *Rheum Dis Clin North Am* 2004;**30**:417-34.

[77] Yamaoka-Tojo M, Tojo T, Masuda T et al. C-reactive protein-induced production of interleukin-18 in human endothelial cells: a mechanism of orchestrating cytokine cascade in acute coronary syndrome. *Heart Vessels* 2003;**18**:183-7.
[78] Zaremba J, Losy J. Interleukin-18 in acute ischaemic stroke patients. *Neurol Sci* 2003;**24**:117-24.
[79] Romanic AM, White RF, Arleth AJ, Ohlstein EH, Barone FC. Matrix metalloproteinase expression increases after cerebral focal ischemia in rats. *Stroke* 1998;**29**:1020-30.
[80] Gasche Y, Fujimura Y, Morita-Fujimura Y et al. Early appearance of activated MMP-9 after focal cerebral ischemia in mice. *J Cereb Blood Flow Metab* 1999;**19**:1020-8.
[81] Heo JH, Lucero J, Abumiya T, Koizol JA, Copeland BR, del Zoppo GJ. Matrix metalloproteinases increase very early during experimental focal cerebral ischemia. *J Cereb Blood Flow Metab* 1999;**19**:624-33.
[82] Morita-Fujimura Y, Fujimura M, Gasche Y, Copin J, Chan PH. Overexpression of copper and zinc superoxide dismutase in transgenic mice prevents the induction and activation of matrix metalloproteinases after cold injury induced brain trauma. *J Cereb Blood Flow Metab* 2000;**20**:130-8.
[83] Cuzner ML, Opdenakker G. Plasminogen activators and matrix metalloproteinases, mediators of extracellular proteolysis in inflammatory demyelination of the central nervous system. *J Neuroimmunol* 1999;**94**:1-14.
[84] Maiese K, Chong ZZ, Li F, Shang YC. Erythropoietin: Elucidating new cellular targets that broaden therapeutic strategies. *Prog Neurobiol* 2008;**85**:194-213.
[85] King VR, Averill SA, Hewazy D, Priestley JV, Torup L, Michael-Titus AT. Erythropoietin and carbamylated erythropoietin are neuroprotective following spinal cord hemisection in the rat. *Eur J Neurosci* 2007;**26**:90-100.
[86] Okutan O, Solaroglu I, Beskonakli E, Taskin Y. Recombinant human erythropoietin decreases myeloperoxidase and caspase-3 activity and improves early functional results after spinal cord injury in rats. *J Clin Neurosci* 2007;**14**:364-8.
[87] Verdonck O, Lahrech H, Francony G et al. Erythropoietin protects from post-traumatic edema in the rat brain. *J Cereb Blood Flow Metab* 2007;**27**:1369-76.
[88] Cherian L, Goodman JC, Robertson C. Neuroprotection with erythropoietin administration following controlled cortical impact injury in rats. *J Pharmacol Exp Ther* 2007;**322**:789-94.
[89] Mikati MA, Hokayem JA, Sabban ME. Effects of a single dose of erythropoietin on subsequent seizure susceptibility in rats exposed to acute hypoxia at p10. *Epilepsia* 2007;**48**:175-81.
[90] Nadam J, Navarro F, Sanchez P et al. Neuroprotective effects of erythropoietin in the rat hippocampus after pilocarpine-induced status epilepticus. *Neurobiol Dis* 2007;**25**:412-26.
[91] Digicaylioglu M, Lipton SA. Erythropoietin-mediated neuroprotection involves cross-talk between Jak2 and NF-kappaB signalling cascades. *Nature* 2001;**412**:641-7.
[92] Matsushita H, Johnston MV, Lange MS, Wilson MA. Protective effect of erythropoietin in neonatal hypoxic ischemia in mice. *Neuroreport* 2003;**14**:1757-61.
[93] Sun Y, Zhou C, Polk P, Nanda A, Zhang JH. Mechanisms of erythropoietininduced brain protection in neonatal hypoxia-ischemia rat model. *J Cereb Blood Flow Metab* 2004;**24**:259-70.

[94] Kawakami M, Iwasaki S, Sato K, Takahashi M. Erythropoietin inhibits calcium-induced neurotransmitter release from clonal neuronal cells. *Biochem Biophys Res Commun* 2000;**279**:293-7.
[95] Keller M, Yang J, Griesmaier E, et al. Erythropoietin is neuroprotective against NMDA-receptor-mediated excitotoxic brain injury in newborn mice. *Neurobiol Dis* 2006;**24**:357-66.
[96] Digicaylioglu M, Garden G, Timberlake S, Fletcher L, Lipton SA. Acute neuroprotective synergy of erythropoietin and insulin-like growth factor I. *Proc Natl Acad Sci U S A* 2004;**101**:9855-60.
[97] Li Y, Lu Z, Keogh CL, Yu SP, Wei L. Erythropoietin-induced neurovascular protection, angiogenesis, and cerebral blood flow restoration after focal ischemia in mice. *J Cereb Blood Flow Metab* 2007;**27**:1043-54.
[98] Wu Y, Shang Y, Sun S, Liang H, Liu R. Erythropoietin prevents PC12 cells from 1-methyl-4-phenylpyridinium ion-induced apoptosis via the Akt/GSK-3beta/caspase-3 mediated signaling pathway. *Apoptosis* 2007;**12**:1365-75.
[99] Chong ZZ, Kang JQ, Maiese K. Erythropoietin is a novel vascular protectant through activation of Akt1 and mitochondrial modulation of cysteine proteases. *Circulation* 2002;**106**:2973-9.
[100] Chong ZZ, Kang JQ, Maiese K. Erythropoietin fosters both intrinsic and extrinsic neuronal protection through modulation of microglia, Akt1, Bad, and caspase-mediated pathways. *Br J Pharmacol* 2003;**138**:1107-18.
[101] Chong ZZ, Li F, Maiese K. Attempted cell cycle induction in post-mitotic neurons occurs in early and late apoptotic programs through Rb, E2F1, and caspase 3. *Curr Neurovasc Res* 2006;**3**:25-39.
[102] De Felice FG, Velasco PT, Lambert MP. Abeta oligomers induce neuronal oxidative stress through an N-methyl-D-aspartate receptor-dependent mechanism that is blocked by the Alzheimer drug memantine. *J Biol Chem* 2007;**282**:11590-601.
[103] Sakanaka M, Wen TC, Matsuda S, et al. In vivo evidence that erythropoietin protects neurons from ischemic damage. *Proc Natl Acad Sci U S A* 1998;**95**:4635-40.
[104] Kumral A, Gonenc S, Acikgoz O, et al. Erythropoietin increases glutathione peroxidase enzyme activity and decreases lipid peroxidation levels in hypoxic-ischemic brain injury in neonatal rats. *Biol Neonate* 2005;**87**:15-8.
[105] Solaroglu I, Solaroglu A, Kaptanoglu E, et al. Erythropoietin prevents ischemia-reperfusion from inducing oxidative damage in fetal rat brain. *Childs Nerv Syst* 2003;**19**:19-22.
[106] Genc S, Akhisaroglu M, Kuralay F, Genc K. Erythropoietin restores glutathione peroxidase activity in 1-methyl-4-phenyl-1,2,5,6-tetrahydropyridine-induced neuro-toxicity in C57BL mice and stimulates murine astroglial glutathione peroxidase production in vitro. *Neurosci Lett* 2002;**321**:73-6.
[107] Li F, Chong ZZ, Maiese K. Microglial integrity is maintained by erythropoietin through integration of Akt and its substrates of glycogen synthase kinase-3beta, beta-catenin, and nuclear factor-kappaB. *Curr Neurovasc Res* 2006;**3**:187-201.
[108] Huang EJ, Reichardt LF. Neurotrophins: roles in neuronal development and function. *Annu Rev Neurosci* 2001;**24**:677-736.
[109] Maiese K, Chong ZZ, Shang YC. Raves and risks for erythropoietin. *Cytokine Growth Factor Rev* 2008;**19**:145-55.
[110] Bullard AJ, Govewalla P, Yellon DM. Erythropoietin protects the myocardium against reperfusion injury in vitro and in vivo. *Basic Res Cardiol* 2005;**100**:397-403.

[111]Menon MP, Fang J, Wojchowski DM. Core erythropoietin receptor signals for late erythroblast development. *Blood* 2006;**107**:2662-72.

[112]Chong ZZ, Maiese K. Erythropoietin involves the phosphatidylinositol 3-kinase pathway, 14-3-3 protein and FOXO3a nuclear trafficking to preserve endothelial cell integrity. *Br J Pharmacol* 2007;**150**:839-50.

[113]Um M, Gross AW, Lodish HF. A "classical" homodimeric erythropoietin receptor is essential for the antiapoptotic effects of erythropoietin on differentiated neuroblastoma SH-SY5Y and pheochromocytoma PC-12 cells. *Cell Signal* 2007;**19**:634-45.

[114]Wu Y, Shang Y, Sun S, Liu R. Antioxidant effect of erythropoietin on 1-methyl-4-phenylpyridinium-induced neurotoxicity in PC12 cells. *Eur J Pharmacol* 2007;**564**:47-56.

[115]Dinarello CA. Interleukin 1 and interleukin 18 as mediators of inflammation and the aging process. *Am J Clin Nutr* 2006;**83**:447S-55S.

7. Anhang

Ausgewählte Publikationen

Die aufgeführten Publikationen wurden für diese Publikationspromotion zugrunde gelegt.

Publikation I: Annals of Neurology 2005;**57**:50-9 (Impact Faktor 8.813).

Titel: Caspase-1-processed interleukins in hyperoxia-induced cell death in the developing brain.

Autoren: Ursula Felderhoff-Mueser, **Marco Sifringer**, Oliver Polley, Mark Dzietko, Birgit Leineweber, Lieselotte Mahler, Michael Baier, Petra Bittigau, Michael Obladen, Chrysanthy Ikonomidou und Christoph Bührer.

Publikation II: Neurobiology of Disease 2007a;**25**:526-35 (Impact Faktor 4.377).

Titel: The role of matrix metalloproteinases in infant traumatic brain injury.

Autoren: **Marco Sifringer**, Vanya Stefovska, Ingo Zentner, Berglind Hansen, Andrzej Stepulak, Christiane Knaute, Jenny Marzahn und Chrysanthy Ikonomidou.

Publikation III: Neurobiology of Disease 2007b;**25**:614-22 (Impact Faktor 4.377).

Titel: Activation of caspase-1 dependent interleukins in developmental brain trauma.

Autoren: **Marco Sifringer**, Vanya Stefovska, Stefanie Endesfelder, Philip F. Stahel, Kerstin Genz, Mark Dzietko, Chrysanthy Ikonomidou und Ursula Felderhoff-Mueser.

Publikation IV: Annals of Neurology 2008;**64**:523-34 (Impact Faktor 8.813).

Titel: Erythropoietin protects the developing brain from hyperoxia-induced cell death and proteome changes.

Autoren: Angela M. Kaindl, **Marco Sifringer**, Andrea Koppelstaetter, Kerstin Genz, Rebekka Loeber, Constanze Boerner, Janine Stuwe, Joachim Klose und Ursula Felderhoff-Mueser.

Liste eigener Publikationen

[1] Bittigau P, Pohl D, **Sifringer M**, Shimizu H, Ikeda M, Ishimaru M, Stadthaus D, Fuhr S, Dikranian K, Olney JW, Ikonomidou C. Modeling pediatric head trauma: mechanisms of degeneration and potential strategies for neuroprotection. *Restor Neurol Neuros* 1998;**13**:11-23.

[2] Bittigau P, **Sifringer M**, Pohl D, Stadthaus D, Ishimaru M, Shimizu H, Ikeda M, Lang D, Speer A, Olney JW, Ikonomidou C. Apoptotic neurodegeneration following trauma is markedly enhanced in the immature brain. *Ann Neurol* 1999;**45**:724-35.

[3] Felderhoff-Mueser U, **Sifringer M**, Pesditschek S, Kuckuck H, Moysich A, Bittigau P, Ikonomidou C. Pathways leading to apoptotic neurodegeneration following trauma to the developing rat brain. *Neurobiol Dis* 2002;**11**:231-45.

[4] Bittigau P, **Sifringer M**, Genz K, Reith E, Pospischil D, Govindarajalu S, Dzietko M, Pesditschek S, Mai I, Dikranian K, Olney JW, Ikonomidou C. Antiepileptic drugs and apoptotic neurodegeneration in the developing brain. *Proc Natl Acad Sci U S A* 2002;**99**:15089-94.

[5] Bittigau P, **Sifringer M**, Ikonomidou C. Antiepileptic drugs and apoptosis in the developing brain. *Ann NY Acad Sci* 2003;**993**:103-14.

[6] Hoehn T, Felderhoff-Mueser U, Maschewski K, Stadelmann C, **Sifringer M**, Bittigau P, Koehne P, Hoppenz M, Obladen M, Buehrer C. Hyperoxia causes inducible nitric oxide synthase-mediated cellular damage to the immature rat brain. *Pediatr Res* 2003;**54**:179-84.

[7] Bittigau P, **Sifringer M**, Felderhoff-Mueser U, Hansen HH, Ikonomidou C. Neuropathological and biochemical features of traumatic injury in the developing brain. *Neurotox Res* 2003;**5**:475-90.

[8] **Sifringer M**, Uhlenberg B, Lammel S, Hanke R, Neumann B, von Moers A, Koch I, Speer A. Identification of transcripts from a subtraction library which might be responsible for the mild phenotype in an intrafamilially variable course of Duchenne muscular dystrophy. *Hum Genet* 2004;**114**:149-56.

[9] Dzietko M, Felderhoff-Mueser U, **Sifringer M**, Krutz B, Bittigau P, Thor F, Heumann R, Buehrer C, Ikonomidou C, Hansen HH. Erythropoietin protects the developing brain against N-methyl-D-aspartate receptor antagonist neurotoxicity. *Neurobiol Dis* 2004;**15**:177-87.

[10] Hansen HH, Briem T, Dzietko M, **Sifringer M**, Voss A, Rzeski W, Zdzisinska B, Thor F, Heumann R, Stepulak A, Bittigau P, Ikonomidou C. Mechanisms leading to disseminated apoptosis following NMDA receptor blockade in the developing rat brain. *Neurobiol Dis* 2004;**16**:440-53.

[11] Bittigau P, **Sifringer M**, Felderhoff-Mueser U, Ikonomidou C. Apoptotic neurodegeneration in the context of traumatic injury to the developing brain. *Exp Toxicol Pathol* 2004;**56**:83-9.

[12] Felderhoff-Mueser U, Bittigau P, **Sifringer M**, Jarosz B, Korobowicz E, Mahler L, Piening T, Moysich A, Grune T, Thor F, Heumann R, Buehrer C, Ikonomidou C. Oxygen causes cell death in the developing brain. *Neurobiol Dis* 2004;**17**:273-82.

[13] Felderhoff-Mueser U, **Sifringer M**, Polley O, Dzietko M, Leineweber B, Mahler L, Baier M, Bittigau P, Obladen M, Ikonomidou C, Buehrer C. Caspase-1-processed interleukins in hyperoxia-induced cell death in the developing brain. *Ann Neurol* 2005;**57**:50-9.

[14] Gerstner B, Gratopp A, Marcinkowski M, **Sifringer M**, Obladen M, Buehrer C. Glutaric acid and its metabolites cause apoptosis in immature oligodendrocytes: a novel mechanism of white matter degeneration in glutaryl-CoA dehydrogenase deficiency. *Pediatr Res* 2005;**57**:771-6.

[15] Asimiadou S, Bittigau P, Felderhoff-Mueser U, Manthey D, **Sifringer M**, Pesditschek S, Dzietko M, Kaindl AM, Pytel M, Studniarczyk D, Mozrzymas JW, Ikonomidou C. Protection with estradiol in developmental models of apoptotic neurodegeneration. *Ann Neurol* 2005;**58**:266-76.

[16] Stepulak A, **Sifringer M**, Rzeski W, Endesfelder S, Gratopp A, Pohl EE, Bittigau P, Felderhoff-Mueser U, Kaindl AM, Buehrer C, Hansen HH, Stryjecka-Zimmer M, Turski L, Ikonomidou C. NMDA antagonist inhibits the extracellular signal-regulated kinase pathway and suppresses cancer growth. *Proc Natl Acad Sci U S A* 2005;**102**:15605-10.

[17] Kaindl AM, **Sifringer M**, Zabel C, Nebrich G, Wacker MA, Felderhoff-Mueser U, Endesfelder S, von der Hagen M, Stefovska V, Klose J, Ikonomidou C. Acute and long-term proteome changes induced by oxidative stress in the developing brain. *Cell Death Differ* 2006;**13**:1097-109.

[18] Rzeski W, Stepulak A, Szymanski M, **Sifringer M**, Kaczor J, Wejksza K, Zdzisinska B, Kandefer-Szerszen M. Betulinic acid decreases expression of bcl-2 and cyclin D1, inhibits proliferation, migration and induces apoptosis in cancer cells. *N-S Arch Pharmacol* 2006;**374**:11-20.

[19] **Sifringer M**, Stefovska V, Zentner I, Hansen B, Stepulak A, Knaute C, Marzahn J, Ikonomidou C. The role of matrix metalloproteinases in infant traumatic brain injury. *Neurobiol Dis* 2007;**25**:526-35.

[20] **Sifringer M**, Stefovska V, Endesfelder S, Stahel P, Genz K, Dzietko M, Ikonomidou C, Felderhoff-Mueser U. Activation of caspase-1 dependent interleukins in developmental brain trauma. *Neurobiol Dis* 2007;**25**:614-22.

[21] Gerstner B, **Sifringer M**, Dzietko M, Schüller A, Lee J, Simons S, Obladen M, Volpe JJ, Rosenberg PA, Felderhoff-Mueser U. Estradiol attenuates hyperoxia-induced cell death in the developing white matter. *Ann Neurol* 2007;**61**:562-73.

[22] Kaindl AM, Zabel C, Stefovska V, Lehnert R, **Sifringer M**, Klose J, Ikonomidou C. Subacute proteome changes following traumatic injury of the developing

brain: Implications for a dysregulation of neuronal migration and neurite arborisation. *Proteomics Clin Appl* 2007;**1**:640-9.

[23] Stepulak A, **Sifringer M**, Rzeski W, Brocke K, Gratopp A, Pohl EE, Turski L, Ikonomidou C. AMPA Antagonists inhibit the extracellular signal regulated kinase pathway and suppress lung cancer growth. *Cancer Biol Ther* 2007;**6**:1908-15.

[24] Papadia S, Soriano FX, Léveillé F, Martel M-A, Dakin KA, Hansen H, Kaindl A, **Sifringer M**, Fowler J, Stefovska V, Mckenzie G, Craigon M, Corriveau R, Ghazal P, Horsburgh K, Yankner B, Wyllie DJA, Ikonomidou C, Hardingham GE. Synaptic NMDA receptor activity boosts intrinsic antioxidant defences. *Nat Neurosci* 2008;**11**:476-87.

[25] Stark S, Schüller A, **Sifringer M**, Gerstner B, Brehmer F, Weber S, Altmann R, Obladen M, Buehrer C, Felderhoff-Mueser U. Suramin induces and enhances apoptosis in a model of hyperoxia-induced oligodendrocyte injury. *Neurotox Res* 2008;**13**:197-207.

[26] Hansen HH, Krutz B, **Sifringer M**, Stefovska V, Bittigau P, Pragst F, Marsicano G, Lutz B, Ikonomidou C. Cannabinoids enhance susceptibility of immature brain to ethanol neurotoxicity. *Ann Neurol* 2008;**64**:42-52.

[27] Ravizza T, Noé F, Zardoni D, Vaghi V, **Sifringer M**, Vezzani A. Interleukin Converting Enzyme inhibition impairs kindling epileptogenesis in rats by blocking astrocytic IL-1ß production. *Neurobiol Dis* 2008;**31**:327-33.

[28] Kaindl AM, Koppelstaetter A, Nebrich G, Stuwe J, **Sifringer M**, Klose J, Ikonomidou C. Brief alteration of NMDA or GABA$_A$ receptor mediated neurotransmission has long-term effects on the developing cerebral cortex. *Mol Cell Proteomics* 2008;**7**:2293-310.

[29] Stepulak A, Rzeski W, **Sifringer M**, Gratopp A, Kupisz K, Turski L, Ikonomidou C. Fluoxetine inhibits the extracellular signal regulated kinase pathway and suppresses growth of cancer cells. *Cancer Biol Ther* 2008;**7**:1685-93.

[30] Kaindl AM, **Sifringer M**, Koppelstaetter A, Genz K, Loeber R, Boerner C, Stuwe J, Klose J, Felderhoff-Mueser U. Erythropoietin protects the developing brain from hyperoxia-induced cell death and proteome changes. *Ann Neurol* 2008;**64**:523-34.

[31] Dzietko M, Boos V, **Sifringer M**, Polley O, Gerstner B, Genz K, Endesfelder S, Boerner C, Jacotot E, Chauvier D, Obladen M, Buehrer C, Felderhoff-Mueser U. A critical role for Fas/CD-95 dependent signalling pathways in the pathogenesis of hyperoxia-induced brain injury. *Ann Neurol* 2008;**64**:664-73.

[32] Kaindl AM, **Sifringer M**, Zabel C, Stefovska V, von der Hagen M, Felderhoff-Mueser U, Klose J, Ikonomidou C. Einfluss von Hyperoxie auf die Entwicklung des Gehirns. *Neuropädiatrie in Klinik und Praxis* 2008;**7**:68-80.

[33] Stepulak A, Luksch H, Gebhardt C, Uckermann O, Marzahn J, **Sifringer M**, Rzeski W, Staufner C, Brocke KS, Turski L, Ikonomidou C. Expression of glutamate receptor subunits in human cancers. *Histochem Cell Biol* 2009;**132**:435-45.

[34] **Sifringer M**, Genz K, Brait D, Brehmer F, Löber R, Weichelt U, Kaindl AM, Gerstner B, Felderhoff-Mueser U. Erythropoietin attenuates hyperoxia-induced cell death by modulation of inflammatory mediators and matrix metalloproteinases. *Dev Neurosci* 2009;**31**:394-402.

[35] Rzeski W, Stepulak A, Szymański M, Juszczak M, Grabarska A, **Sifringer M**, Kaczor J, Kandefer-Szerszeń M. Betulin elicits anti-cancer effects in tumour primary cultures and cell lines in vitro. *Basic Clin Pharmacol Toxicol* 2009;**105**:425-32.

[36] Goranova V, Sifringer M, Ikonomidou C. Activation of inflammatory mediators, microglia and astrocytes after experimental trauma to the immature rat brain. *J Biomed Clin Res* 2009;2:82-9.

[37] Kaindl AM, **Sifringer M**, Endesfelder S, Zabel C, Felderhoff-Mueser U, Klose J, Ikonomidou C. Proteomveränderungen nach perinatalen Hirnschäden. *Neuropädiatrie in Klinik und Praxis* 2010;**9**:36-50.

[38] **Sifringer M**, Brait D, Weichelt U, Zimmerman G, Endesfelder S, Brehmer F, von Haefen C, Friedman A, Soreq H, Bendix I, Gerstner B, Felderhoff-Mueser U. Erythropoietin attenuates hyperoxia-induced oxidative stress in the developing rat brain. *Brain Behav Immun* 2010;**24**:792-9.

[39] Zacharias R, Schmidt M, Kny J, **Sifringer M**, Bercker S, Bittigau P, Bührer C, Felderhoff-Müser U, Kerner T. Dose-dependent effects of erythropoietin in propofol anesthetized neonatal rats. *Brain Res* 2010;**1343**:14-9.

[40] Dzietko M, **Sifringer M**, Klaus J, Endesfelder S, Brait D, Hansen HH, Bendix I, Felderhoff-Mueser U. Neurotoxic effects of MDMA (Ecstasy) on the developing rodent brain. *Dev Neurosci* 2010;**32**:197-207.

[41] Menk M, von Haefen C, **Sifringer M**, Schefe J, Reinemund J, Steckelings U, Funke-Kaiser H, Unger T, Spies CD. Ethanol-induced downregulation of the angiotensin AT2 receptor in murine fibroblasts is mediated by PARP-1. *Alcohol* 2010;**44**:495-506.

[42] Schmitz T, Felderhoff-Mueser U, **Sifringer M**, Groenendaal F, Kampmann S, Heep A. Expression of soluble Fas in the cerebrospinal fluid of preterm infants with posthemorrhagic hydrocephalus and cystic white matter damage. *J Perinat Med* 2011;**39**:83-8.

[43] Stepulak A, Luksch H, Uckermann O, **Sifringer M**, Rzeski W, Polberg K, Kupisz K, Klatka J, Kielbus M, Grabarska A, Marzahn J, Turski L, Ikonomidou C. Glutamate receptors in laryngeal cancer cells. *Anticancer Res* 2011;**31**:565-73.

[44] von Haefen C, **Sifringer M**, Menk M, Spies CD. Ethanol enhances susceptibility to apoptotic cell death via down-regulation of autophagy-related proteins. *Alcohol Clin Exp Res* 2011;**35**:1381-91.

[45] von Haefen C, Wendt J, Semini G, **Sifringer M**, Belka C, Radetzki S, Reutter W, Daniel PT, Danker K. Synthetic glycosidated phospholipids induce apoptosis through activation of FADD, caspase-8 and the mitochondrial death pathway. *Apoptosis* 2011;**16**:636-51.

[46] **Sifringer M**, Bendix I, Börner C, Endesfelder S, von Haefen C, Kalb A, Holifanjaniaina S, Prager S, Schlager GW, Keller M, Jacotot E, Felderhoff-Mueser U. Prevention of neonatal oxygen-induced brain damage by reduction of intrinsic apoptosis. *Cell Death Dis* 2012;**3**:e250.

[47] **Sifringer M**, Spies CD. The blood-brain barrier in sepsis: are intravenous immunoglobulins preventive? *Crit Care Med* 2012;**40**:1368-9.

[48] Issa L, Kraemer N, Rickert CH, **Sifringer M**, Ninnemann O, Stoltenburg-Didinger G, Kaindl AM. CDK5RAP2 Expression During Murine and Human Brain Development Correlates with Pathology in Primary Autosomal Recessive Microcephaly. *Cereb Cortex* 2012; Jul 17. [Epub ahead of print]

[49] Weichelt U, Cay R, Schmitz T, Strauss E, **Sifringer M**, Bührer C, Endesfelder S. Prevention of hyperoxia-mediated pulmonary inflammation in neonatal rats by caffeine. *Eur Respir J* 2012; Aug 9. [Epub ahead of print]

[50] Bendix I, Weichelt U, Strasser K, Serdar M, Endesfelder S, von Haefen C, Heumann R, Ehrkamp A, Felderhoff-Mueser U, **Sifringer M**. Hyperoxia changes the balance of the thioredoxin/peroxiredoxin system in the neonatal rat brain. *Brain Res* 2012;**1484**:68-75.

[51] Dührsen L, Simons SH, Dzietko M, Genz K, Bendix I, Boos V, **Sifringer M**, Tibboel D, Felderhoff-Mueser U. Effects of Repetitive Exposure to Pain and Morphine Treatment on the Neonatal Rat Brain. *Neonatology* 2012;**103**:35-43.

[52] Bendix I, Schulze C, von Haefen C, Gellhaus A, Endesfelder S, Heumann R, Felderhoff-Mueser U, **Sifringer M**. Erythropoietin Modulates Autophagy Signaling in the Developing Rat Brain in an *In Vivo* Model of Oxygen-Toxicity. *Int J Mol Sci* 2012;**13**:12939-51.

[53] Brehmer F, Bendix I, Prager S, van de Looij Y, Reinboth BS, Zimmermanns J, Schlager GW, Brait D, **Sifringer M**, Endesfelder S, Sizonenko S, Mallard C, Bührer C, Felderhoff-Mueser U, Gerstner B. Interaction of Inflammation and Hyperoxia in a Rat Model of Neonatal White Matter Damage. *PloS One* 2012;**7**:e49023.

Danksagung

Großer Dank gilt Herrn Prof. Dr. Christoph Hübner für die Bereitstellung meines ersten wissenschaftlichen Arbeitsplatzes. Besonders dankbar bin ich Frau Prof. Dr. Hrissanthi Ikonomidou und Frau Prof. Dr. Ursula Felderhoff-Müser, meinen langjährigen wissenschaftlichen Ansprechpartnerinnen. Ihr Ideenreichtum und Vertrauen in mich sind die Grundlage meiner wissenschaftlichen Arbeit. Ein ganz besonderer Dank geht an meine Doktormutter und Betreuerin Frau PD Dr. Petra Bittigau, für die Möglichkeit, meine Promotion endlich realisieren zu können. In besonderer Weise danke ich Dr. Stefanie Endesfelder, Dr. Mark Dzietko, Dr. Andrzej Stepulak und Dr. Henrik Hansen, die mir nicht nur mit Rat und Tat zur Seite standen, sondern vor allem für die entstandenen Freundschaften. Ein ebenso herzliches Dankeschön gilt auch allen anderen Mitarbeitern der Arbeitsgruppen in Berlin und Dresden für das stets angenehme Arbeitsklima, insbesondere Jessica Faßbender und Jenny Marzahn für ihre jeweilige praktische Unterstützung. Mein tiefster Dank gebührt jedoch meiner Familie. Insbesondere meiner wundervollen Frau Heike danke ich von ganzem Herzen. Ohne ihre Liebe und Toleranz, ihr Verständnis, ihre Geduld und moralische Unterstützung gäbe es diese Arbeit nicht. Auch unsere beiden Söhne Leo und Mendel sollen nicht unerwähnt bleiben, denn beide zeigen mir, was wirklich wichtig ist im Leben.

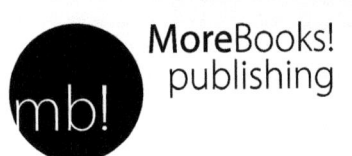
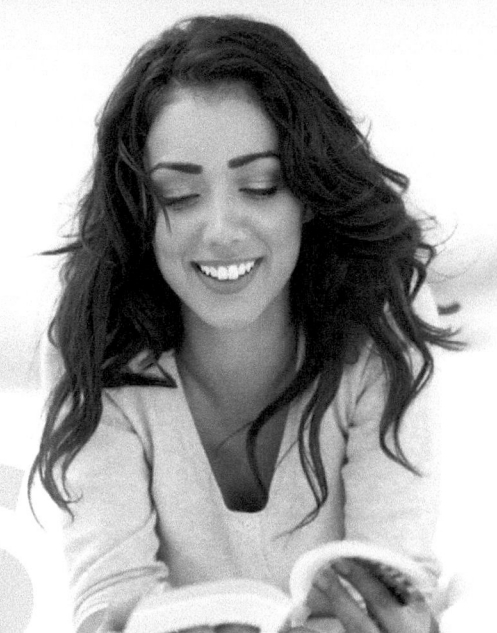

i want morebooks!

Buy your books fast and straightforward online - at one of world's fastest growing online book stores! Environmentally sound due to Print-on-Demand technologies.

Buy your books online at
www.get-morebooks.com

Kaufen Sie Ihre Bücher schnell und unkompliziert online – auf einer der am schnellsten wachsenden Buchhandelsplattformen weltweit! Dank Print-On-Demand umwelt- und ressourcenschonend produziert.

Bücher schneller online kaufen
www.morebooks.de

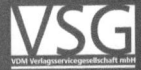

VDM Verlagsservicegesellschaft mbH
Heinrich-Böcking-Str. 6-8 Telefon: +49 681 3720 174   info@vdm-vsg.de
D - 66121 Saarbrücken   Telefax: +49 681 3720 1749 www.vdm-vsg.de

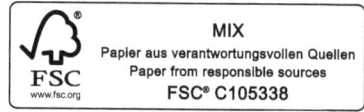

Printed by Books on Demand GmbH, Norderstedt / Germany